NO CÁNCER
NO QUIMIO

Las Estrategias que Utilicé para Recuperarme Exitosamente del Cáncer de Colon en Etapa III y sin Quimioterapia

Gilda L. González

D.R. © 2019 Gilda L. González
ISBN-13: 978-1-7340645-1-3 (sc)
ISBN-13: 978-1-7340645-0-6 (e)
totalwellnessliving.com

Editado por:
Salvador González, M.S.
Ingeniero Héctor Olvera Padilla
Claudia Figueroa, M.A.

TABLA DE CONTENIDO

DEDICACIÓN

Con humildad y agradecimiento sincero escribo esta dedicación, si no menciono a todas las personas que lo merecen, les pido mil disculpas. Primero Dios, muchas personas me han apoyado en mi experiencia de sanación y en mi vida en general, sin ustedes, no estaría donde estoy ahora.

Primeramente a Dios, por darme las fortalezas que siempre he necesitado para ponerme de pie y levantarme cuando la vida me ha derribado. Ha sido mi fe en un poder supremo que siempre me sostiene en momentos de dificultades y por lo cual estoy infinitamente agradecida.

A los pacientes con cáncer y sus familias, ellos han sido mi principal inspiración para escribir este libro, porque cuando me diagnosticaron cáncer mis únicas opciones de tratamiento fueron cirugía, radioterapia y quimioterapia; Sabía que debería haber métodos menos invasivos y más efectivos de tratamiento contra el cáncer; después de investigar, encontré muchos de ellos, aquí los presentare para ustedes.

A mi esposo Sal Sr. A este gran hombre, a quien tengo la dicha de tener como esposo, y que ha estado a mi lado brindándome apoyo incondicional por más de 37 años.

A mis amados hijos, Sal, Alfred y Susana, quienes son lo más maravilloso que me ha regalado la vida y una motivación constante para enfrentar cualquier reto que se me presenta.

A mi nieto Jovanny, te amo, tú representas una alegría constante para mi vida.

A mi familia, a mis queridos padres, que con sus ejemplos me enseñaron tantos valores, costumbres y tradiciones que han enriquecido mi vida; a todos mis hermanos y hermanas, gracias por ser tan maravillosos.

A mis amigos, a mis increíbles amigos que estuvieron conmigo, animándome a continuar mi jornada hacia la recuperación, sus palabras de aliento fueron una inspiración para mi alma, y sus continuas oraciones definitivamente fueron escuchadas.

Sinceramente, Gilda Lorena González

PREFACIO

"Sin salud, la vida no es vida; Es sólo un estado
de languidez y sufrimiento".
—*Francois Rabelais*

Mi nombre es Gilda L. González. Soy la autora de este libro, y también soy la protagonista de esta historia. Mi misión en la vida es servir a los demás compartiendo mi experiencia y el proceso que pasé para superar el cáncer. Quiero compartir mi jornada de aprendizaje sobre los métodos que utilicé y los retos que sobrepasé durante mi tratamiento para vencer el cáncer con el fin de hacer esta jornada más efectiva para ti o para tú ser querido.

Nací y crecí en una pequeña comunidad, específicamente en Ejido Durango, Valle de Mexicali en Baja California, México. Soy la primera hija en una familia numerosa.

Me mudé a los Estados Unidos en mi adolescencia; en ese entonces no había familiares cercanos a quien acudir por apoyo, yo no hablaba inglés, no tenía ingresos fijos, trabajaba en los campos de cultivo, pero el trabajo agrícola es impredecible. Al principio la vida en los Estados Unidos no fue fácil, pero tenía muchos sueños por cumplir. Quería poder ayudar a mi familia en México y también quería dar a mis hijos la oportunidad de vivir una mejor calidad de vida que la mía.

Cuando mis hijos eran pequeños, comencé a trabajar, para empacadoras y en los campos de cultivo. Fue un gran desafío ser esposa, madre, hija, hermana y empleada. Para hacerlo con éxito tuve que trabajar mucho, asegurándome de que todas las tareas de mi hogar se hicieran antes de ir a trabajar. Regresaría a casa para atender a mi familia así como preparar todo para el día siguiente. Mi vida fue así durante muchos años, viviendo en auto-piloto.

Cuando mi hija menor estaba en Head Start (Head Start, es un programa que provee servicios de cuidado de niño pequeños en edad preescolar; para el propósito de este libro, cuando me refiera a Head Start utilizare la palabra pre-escolar), decidí volver a la escuela. Me di cuenta de que si seguía haciendo lo que estaba haciendo, seguiría obteniendo lo mismo: largas horas de arduo trabajo con poca compensación monetaria, personal y profesional. Trabajaba jornadas largas y estaba muy orgullosa de mi trabajo pero estaba decidida a romper el ciclo de vivir solo para trabajar.

Poder volver a la escuela fue muy gratificante para mí. Me imaginé terminando una educación formal con el fin de que se expandieran mis horizontes, así como para motivar a mis hijos y a otros miembros de la familia de que todas las metas son alcanzables con esfuerzo y dedicación. Poco me di cuenta entonces de que estaba agregando aún más desafíos a mis horas y días porque no solo había decidido volver a la escuela pero también había decidido continuar trabajando en un empleo de tiempo completo.

Siempre he sido una persona muy enérgica, eso me ayudó a administrar mi tiempo y poder cumplir con todos los compromisos que había adquirido. Me inscribí en un colegio comunitario en los Estados Unidos a la edad de 32 años. Mis primeras clases fueron inglés como segundo idioma.

Asistía al colegio, y en mis ratos libres donaba tiempo como voluntaria en el programa pre-escolar donde asistía mi hija y fue allí donde me interesé más en el campo de la educación pre-escolar.

En aquel tiempo, tenía la impresión de que los niños iban a pre-escolar solo para jugar, pero me sorprendió el nivel de aprendizaje que tenían mientras observaba su interés por descubrir el mundo y al escuchar sus discusiones mientras estaban participando en el juego dramático.

Con base en esa experiencia, decidí obtener un título de colegio en el área de educación temprana para comenzar una carrera en este maravilloso campo de la educación, donde por cierto, se deberían invertir muchísimos más recursos y así fomentar en los niños bases sólidas como la seguridad, el apego, y las conexiones amorosas para ayudarles a ser adultos más seguros de sí mismos y así poder enfrenten la vida con éxito, en lugar de poner dichos recursos en cárceles cuando la intervención o más bien la reacción es mucho menos fructífera.

Afortunadamente, mientras era madre de familia en el programa de pre-escolar, decidí participar en el grupo del Consejo de Políticas de padres. Allí aprendí que pre-escolar alienta a los padres calificados a solicitar un empleo. Unos meses después, me contrataron como asistente de maestra, una posición que desempeñe por aproximadamente dos años.

Mientras trabajaba en el programa, continué con mi plan escolar. Terminar la escuela mientras trabajaba tiempo completo y hacerlo al mismo tiempo que cuidaba de mi familia no fue una tarea fácil, pero valió la pena. ¿Fue estresante? Sí, definitivamente, aunque mi familia era mi mayor prioridad, también estaba muy comprometida con mi educación escolar.

Tengo que admitir que a veces me sentía culpable, pensando que no les estaba dando a mis hijos el tiempo de calidad que merecían porque estaba muy ocupada con tantas responsabilidades.

Cuando me gradué del colegio comunitario, me inscribí en la universidad. Entonces me gradué con una Licenciatura en Desarrollo del Niño y luego completé mi Maestría en Desarrollo Humano.

Estoy compartiendo esta información con ustedes para alentarlos y hacerles saber que se pueden alcanzar todas las metas si tienes un propósito y planes claramente definidos para lograrlas. El concepto de poder lograr cualquier cosa se aplica a muchos aspectos de la vida. Estoy convencida que esta mentalidad me ayudó enormemente más adelante en mi vida para navegar por el camino de la superación del cáncer.

En el año 2013 cuando me diagnosticaron cáncer de colon en etapa III, tenía poco o ningún conocimiento sobre el tratamiento del cáncer, y lo único que resonó en mi mente sobre el cáncer fue la palabra muerte.

¿Tú o un ser querido han pasado por las dificultades de enfrentar el cáncer?

¿Conoces a alguien que ha perdido un familiar a causa del cáncer?

Muchas personas al ser diagnosticadas con cáncer, luchan con la incertidumbre, la desesperación, el dolor la frustración, así como otras emociones al enfrentar una enfermedad mortal como el cáncer. Por favor lee la siguiente cita detenidamente.

> *"Hay tantas personas que han vivido y han muerto antes que tú. Nunca tendrás un problema nuevo; no vas a tener nunca un problema nuevo, Alguien escribió la respuesta en un libro en alguna parte".*
> —*Will Smith.*

Esta cita es muy inspiradora para mí y me impulsó a buscar otras opciones para mi condición médica. Sabía que debía haber mejor maneras de lidiar con el cáncer, y lo mismo es cierto para cada situación de la vida. Creo que con la excepción de la muerte, como dice Marie Forleo, autora y oradora motivacional Estadounidense, "todo es figurable".

Teniendo esto en cuenta, tuve que buscar más opciones, opciones que fueran más efectivas y sin efectos secundarios para tratar el cáncer. Así pues, me di a la tarea de hacer una investigación extensa en busca de información válida y confiable para tratar el cáncer. Cuanto más investigué, más encontré una gran cantidad de recursos disponibles, y aún más grande fue mi sorpresa al descubrir la variedad de opciones que había disponibles para curar mi cuerpo de una manera integral.

Si estás leyendo este libro, no es una coincidencia. Tengo la firme convicción de que no hay coincidencias en este mundo. Algo te trajo a este libro, y sea lo que sea, espero que en sus páginas encuentres la información que necesitas en tu búsqueda de un bienestar integral.

"Toda vida es cumbres y valles. No dejes que los picos se eleven demasiado y los valles sean demasiado bajos".
—John Wooden

Esta es una cita muy especial para mí, porque yo estaba viviendo mí vida en autopiloto. El cáncer hizo darme cuenta de la realidad y, de repente, mi "valle" se estaba yendo demasiado bajo y me tomó desprevenida. De repente, estaba viviendo en un mundo que desconocía. Tuve que enfrentarme a la enfermedad más mortal que podía imaginar mientras que ignoraba totalmente qué hacer y con la certeza de que la experiencia no sería nada agradable, y nada fácil de superar.

Muchas de esas experiencias fueron tragos amargos, pero también debo admitir que la experiencia de superar el proceso de curación del cáncer me dio otra perspectiva de la vida.

En ese momento fui una persona que, con casi cincuenta años, aprendió a apreciar más la vida y a darse cuenta de que cada día es un nuevo día lleno de esperanza y posibilidades.

El cáncer me enseñó a tener más consciencia sobre lo frágil que es la vida y a darme cuenta de la cantidad de "cosas que estaba dando por hecho" que tenía, asuntos que eran importantes y que por vivir mi vida en monotonía no les había prestado el interés necesario. Asuntos tan importantes como disfrutar intencionalmente la bendición de tener a mis hijos y verlos crecer en todos los aspectos, a disfrutar un amanecer y el diario vivir solo por la bendición de estar en esta tierra, a saborear la vida, esa vida que se me estaba escapando de las manos, y a recordar que tan importante es decir lo que tienes que decir, ahora, y cuantas veces sea necesario porque tal vez no habrá mañana.

¿Has asociado la palabra cáncer con la palabra muerte? ¿Sabes que hay muchos métodos disponibles para prevenir y revertir el cáncer?

Yo también solía asociar el cáncer con la palabra morir porque sabía de varios amigos y familiares con cáncer y experimenté el dolor de perder algunos de ellos por causa de este mal.

Cuando recibí el diagnóstico de cáncer, el primer pensamiento que me vino a la mente fue; voy a morir.

Sin embargo, después de intensas investigaciones aprendí que existen muchas opciones para prevenir e incluso para revertir el cáncer. Así que hasta que te propongas a buscar métodos integrales, alternativos para prevenir, tratar y revertir el cáncer, lo primero que se te ocurrirá cuando escuches el diagnóstico "cáncer" es, tal vez moriré y esta pregunta: ¿cuánto tiempo tendré de vida?

Quiero compartir contigo lo que aprendí durante mi jornada para enfrentar el cáncer y lo que hice para ayudar a mi cuerpo a recuperar su salud. Deseo que los procedimientos que yo utilicé también te ayuden a ti en tu proceso de recuperación.

Te invito a que hagas de esto un proceso de aprendizaje continuo porque hay una enorme cantidad de información que complementará lo que estoy escribiendo aquí. Espero, que mi libro te de la chispa necesaria para encender la luz y descubrir el número ilimitado de oportunidades que existen para sanar tu cuerpo de la mayoría de enfermedades degenerativas incluyendo el cáncer.

Es importante tener en cuenta que sigo y seguiré investigando y aprendiendo sobre formas integrales y alternas para mantener mi cuerpo y mi mente sanos y libre de cáncer.

Muy probablemente dentro de algunos años, y ojala sean pocos años, saldrán a la luz métodos nuevos e innovadores para curar el cáncer así que mantente alerta e informado.

PROPÓSITO

El propósito de este libro es compartir mi experiencia personal a través del cáncer, con el objetivo de representar a una comunidad que tiene preocupaciones similares a las que yo tuve y así poder abrir el camino a una nueva esperanza.

Espero que mi libro te ayude a tomar decisiones hacia un estilo de vida más saludable las cuales ayuden a tu cuerpo a recuperar el bienestar y a obtener una mejor calidad de vida.

Recuperar tu bienestar beneficiaría a tu familia también porque cuando una persona contrae cáncer, toda la familia sufre. Por lo tanto, estoy dedicando mi primer libro en particular a todos los pacientes con cáncer que han experimentado este mal y a sus familiares y amigos, confiando que los enfoques que aprendí y que funcionaron para mí también te ayudarán a ti.

No soy médico, y mi única intención es compartir mi aprendizaje y mis esfuerzos para facilitar tu camino hacia la recuperación del cáncer **sin quimioterapia**.

Sé que hay docenas de libros disponibles, así que es mi humilde deseo que mi libro simplifique ese conocimiento para ti y te aliente a seguir aprendiendo, pero sobre todo a tomar pasos firmes y consistentes hacia la recuperación. La decisión es tuya.

"La salud es un estado de completa armonía del cuerpo,
la mente y el espíritu. Cuando uno está libre de
discapacidades físicas y distracciones mentales,
las puertas del alma se abren".
—B.K.S. Iyengar

Como puedes ver en la cita anterior, la salud es un estado de completa armonía. No basta con cuidar el cuerpo físico; Es igual o más importante cuidar tu bienestar emocional y espiritual. Varias investigaciones respaldan el hecho de que todos los elementos de nuestro cuerpo deben trabajar en armonía, entre sí, para lograr el bienestar total porque todos forman parte de un entero, tu.

¿Por qué la medicina alternativa? Déjame darte una definición médica de medicina alternativa. De acuerdo con el diccionario merriam-webster, la medicina alternativa se define como "cualquiera de los diversos sistemas de curación o tratamiento de enfermedades (como la homeopatía, la quiropráctica, la neuropatía, la curación por la fe o la ayurveda; ayurveda es una ciencia holística, por lo tanto tiene una visión global del ser humano,) que no están incluidos en los planes de estudio tradicionales que se imparten en las escuelas de medicina de Estados Unidos y Gran Bretaña ".

En mi búsqueda de otras opciones para tratar el cáncer en lugar de aceptar la quimioterapia como parte del tratamiento, decidí pensar más allá de las opciones ofrecidas por la medicina tradicional ortodoxa y encontrar formas más naturales de darle a mi cuerpo lo que necesitaba para curarse, repararse y continuar sin enfermedades después de combatir el cáncer.

Creo firmemente que la medicina alternativa ofrece una enorme contribución a las prácticas de bienestar en general de una manera no invasiva.

Desafortunadamente, la mayoría de estos métodos de curación no están cubiertos por los seguros de salud, y algunos tratamientos como la quiropráctica podrían ser bastante caros para algunas personas, aunque son relativamente baratos en comparación con el costo de estar enfermo.

En la búsqueda de una salud y bienestar óptimos me di a la tarea de investigar más sobre la medicina integral, que es una forma de curación que atiende las necesidades de una persona en su totalidad incluyendo la mente, cuerpo, espíritu y emociones. De acuerdo con la filosofía de la medicina integral, uno puede lograr un bienestar óptimo al obtener un equilibrio adecuado en la vida.

Los profesionales de la medicina integral creen firmemente en el hecho que los seres humanos estamos formados por partes interdependientes y que, si una de esas partes no funciona correctamente, todas las demás partes se verán afectadas de una manera u otra.

De esta manera, si las personas tienen desequilibrios (físicos, emocionales o espirituales) en sus vidas, pueden afectar negativamente su bienestar general ("Medicina Holística", 2018).

La medicina integral toma los tratamientos más efectivos de diferentes disciplinas, utilizando la medicina occidental estándar y los enfoques complementarios juntos. El resultado es un plan de bienestar personalizado para tus necesidades tanto físicas como emocionales.

PRINCIPIOS CLAVE DE LA MEDICINA INTEGRAL

La medicina integral o integrativa es una especialidad médica. Esto significa que puede encontrar un médico certificado en medicina integral y confiar en que tus tratamientos serán seguros y que funcionen. ¿Qué puede esperar de este tipo de atención médica?

{Una colaboración estrecha con tu médico
{Un enfoque en tratamientos no invasivos
{Compromiso con los tratamientos basados en evidencia de que si funcionan
{Consideración de todo lo que influye en tu bienestar, incluido el entorno de tu hogar ("Medicina Integrativa", 2018).

Cabe mencionar que estoy validando el hecho de que la medicina convencional es muy importante para muchas condiciones de salud, particularmente en situaciones de emergencia, como accidentes, trauma, ataques al corazón, ortopedia, etc. pero también tiene sus fallas, y es aquí donde cada paciente tiene que tomar la responsabilidad y el derecho de cuestionar la medicina en general, porque al final de cuenta no puedes ser indiferente e ir ciegamente solo con las recomendaciones médicas aun cuando estas no hacen sentido.

¿POR QUÉ ESTE LIBRO?

Al principio tenía muchas dudas acerca de escribir un libro de no ficción. ¡Ni siquiera sabía cómo empezar porque nunca había escrito un libro! Lo pensé durante mucho tiempo, antes de embarcarme en esta experiencia, porque no quería escribir el mismo libro que ya podías encontrar por ahí.

Sin embargo, a medida que pasaba el tiempo, conocía a más personas, incluyendo amigos y familiares cercanos, que recibían un diagnóstico de cáncer, me dolía saber que muchas de estas personas morían sin tener la oportunidad de informarse sobre las herramientas disponibles para curar su cuerpo, y a la vez si ese era mi pensar por las personas cercanas a mí, pensaba también en el resto de los pacientes de cáncer, personas lejanas que no tenían ninguna relación filial a mí, pero que padecían la angustia de haber sido diagnosticados con cáncer y enfrentarse a la ignorancia de no saber sobre métodos eficaces para ayudar a su cuerpo a fortalecerse.

Me comprometí a hacer de este libro uno muy particular. Un libro que solo yo podría escribir porque es mi experiencia personal y de investigación a través de la lucha contra el cáncer el cual logré vencer sin quimioterapia; Mi meta es que este libro pueda hacer la diferencia para ti ya sea que eres un paciente con cáncer o tengas un amigo o un familiar padeciendo tal enfermedad.

Recuerdo los primeros libros que empecé a leer sobre el cáncer. Algunos estaban llenos de datos y eran difíciles de entender. Tenían muchos números, estadísticas y definiciones que eran difíciles de comprender.

Aunque contenían información muy valiosa, en ese momento yo no tenía tiempo para digerir tanta información. Todo lo que necesitaba era un punto de partida con pasos simples de seguir y que le dieran a mi cuerpo el impulso necesario para continuar mi búsqueda para vencer al cáncer y recuperar el bienestar general.

Este es un libro muy corto porque cuando yo estaba pasando por el problema de enfrentar el cáncer, esperaba encontrar información clara y concisa. Reconozco que las explicaciones extensas junto con la investigación, los hechos específicos y las referencias son muy útiles, pero personalmente encontré que gran parte de esa información era inútil cuando quería encontrar rápidamente información específica, estrategias y herramientas para comenzar a ver resultados a corto plazo. De cualquier manera, en esta sección te daré algunos datos específicos y breves como: que es el cáncer, tazas de supervivencia e información sobre algunos tipos de cáncer; Si estos datos te interesan te invito a continuar tu investigación, solo recuerda utilizar sitios verídicos.

> *"De la amargura de la enfermedad,*
> *el hombre aprende la dulzura de la salud".*
> —*Proverbio catalán*

Tuve que pasar por la amargura de una enfermedad como el cáncer para buscar información que me llevara a entender cómo funciona el cuerpo humano y lo que este necesita para obtener un balance óptimo. Sí, debo admitir que aprecio el bienestar ahora más que nunca y más que cualquier cosa que el dinero pueda comprar en este mundo. Lo más difícil de la vida es nacer, y el tesoro más precioso de la vida es la salud. Desafortunadamente, muchas personas solo aprendemos a apreciar el bienestar cuando nos enfermamos, y esto es una realidad para la mayoría de los seres humanos porque damos por hecho que siempre estaremos sanos.

¿A QUIÉN REPRESENTO?

Represento a una comunidad muy especial: los pacientes con cáncer y sus seres queridos. Este grupo de personas con frecuencia sufre intensamente desde el momento en que se anuncia el diagnóstico de cáncer. En su mayor parte, se sienten impotentes y, aunque la mayoría son conscientes de los tratamientos estándar contra el cáncer, en general sus experiencias y recuerdos de personas que padecen cáncer son principalmente tristes y dolorosos.

A menudo estos pacientes están llenos de incertidumbre y tienen una mentalidad de que van a morir, así es como me sentí yo después del diagnóstico, pero créeme, el cáncer no debe ser una sentencia de muerte.

La mayoría de las estrategias que estoy compartiendo aquí son simples y gratuitas. Para darle a tu cuerpo las herramientas esenciales que necesita para curarse no tiene que costarte una fortuna. No tienes que agotar tus recursos financieros ni obligarte a declararte en bancarrota. Tener un equilibrio en tu cuerpo comienza con los principios básicos de la identificación de los factores de riesgo que consumen tu bienestar, eso lo veremos en los capítulos subsiguientes.

¿QUÉ ES EL CÁNCER?

El cuerpo humano contiene miles de millones de células. A medida que las células terminan su ciclo, otras células se dividen para formar nuevas células. Este proceso ocurre en el cuerpo millones de veces al día. Los cánceres comienzan cuando algunas células del cuerpo se vuelven anormales, se multiplican fuera de control y toman el control de las células normales en un área del cuerpo. Estas células no se comportan de la misma manera que las células sanas. Estas pueden crecer y dividirse más rápido o vivir más tiempo ("Que es cáncer", 2018).

A medida que pasa el tiempo, se producen más y más células anormales, y comienzan a superar en número a las células normales en un área en particular del cuerpo. Se multiplican fuera de control y forman cáncer ("Como crece", 2018).

El cáncer es una condición en la que algunas células del cuerpo ya no responden a las señales que les indican cuándo deben dejar de crecer o existir. En otras palabras, la mayoría de las células que tienen un propósito para el desarrollo, se desarrollan hasta cierto punto y luego se detienen o mueren para dar cabida a células nuevas.

El cáncer es un proceso que ocurre en nuestro cuerpo todo el tiempo. Como ahorita por ejemplo, hay células cancerosas que se crean constantemente en nuestro cuerpo. Ellas no siempre conducen al desarrollo de cáncer porque nuestro sistema inmunológico las detecta como células anormales y las elimina.

De acuerdo al instituto nacional sobre cáncer (NCI) por sus siglas en ingles Cáncer es nombre dado a las enfermedades en las que hay células anormales que se multiplican sin control y pueden invadir los tejidos cercanos. Las células de cáncer también se pueden diseminar hasta otras partes del cuerpo a través del torrente sanguíneo y el sistema linfático.

TASAS DE SUPERVIVENCIA DEL CANCER

Las tasas de supervivencia te dicen la cantidad o el porcentaje de las personas con el mismo tipo y etapa de cáncer que siguen vivas cinco años después de su diagnóstico.

Estos números no pueden decirte cuánto tiempo vivirás, pero podrían ayudarte a comprender mejor la probabilidad de que tu tratamiento sea exitoso.

Según la Asociación Americana del Cáncer, las tasas de supervivencia relativas son una forma más precisa de estimar el efecto del tratamiento del cáncer. Estas tasas comparan a las personas con cáncer con las de la población general.

Por ejemplo, si la tasa de supervivencia relativa de cinco años para algún tipo de cáncer y la etapa en que se encuentra es del 90%, esto significa que las personas que tienen ese tipo cáncer tienen, en promedio, aproximadamente del 90% de probabilidades de sobrevivir ("Tasas", 2017).

Sin embargo, recuerda que las tasas de supervivencia relativa a cinco años son estimaciones. Tu perspectiva puede variar en función a varios factores específicamente relacionados con tu situación en particular.

Es importante aprender acerca tu tipo de cáncer, la etapa en que se encuentra y o área(s) del cuerpo en donde se encuentra, así como el hecho de la existencia de metástasis (metástasis indica que el cáncer se disemino a otra parte del cuerpo, órganos).

Aunque las tasas de supervivencia se basan en varios factores, incluidos el tipo y la etapa de cáncer, es importante considerar también el estado emocional de la persona, la disponibilidad de un sistema de apoyo emocional, la toxicidad del cuerpo, la mentalidad del paciente acerca de métodos alternativos, los recursos disponibles y otros factores, así que no todo es números y porcentajes.

A medida que obtengas más conocimiento sobre el cáncer, descubrirás que los factores individuales de cada persona desempeñan un papel central para determinar las posibilidades de supervivencia, no existen dos casos iguales, porque no hay dos personas iguales en este mundo, así que no te dejes sugestionar sin razón, comprende tu situación y actúa de acuerdo a ella.

Una cosa tiende a ser cierta, una vez que tu médico te dice cuánto tiempo tienes para vivir y tú lo crees, es muy probable que así suceda. ¿Porque? Porque la mente también juega un papel muy importante en la recuperación de casi cualquier enfermedad.

Por ejemplo, el Dr. Estadounidense Nicholas Gonzales, publicó varios casos de curación de tipos raros de cáncer, incluido el cáncer de páncreas. Sin embargo, la mayoría de las investigaciones de la medicina tradicional indican que el cáncer de páncreas es incurable.

También durante mis visitas a la Clínica Biomédica en Tijuana, México, tuve la oportunidad de platicar con algunos pacientes que narraron su experiencia de que habían acudido esa clínica como último recurso porque supuestamente no había nada más que los médicos pudieran hacer por ellos. Muchos de ellos ahora estaban libres de cáncer, algunos de ellos habían estado libres de cáncer durante décadas desde su diagnóstico y o pronóstico de muerte.

En capítulos subsiguientes, encontrarás estrategias que utilicé paso a paso después de mi diagnóstico de cáncer de colon en etapa III. Estas estrategias me ayudaron a recuperar el bienestar en general y a permanecer libre de cáncer.

ALGUNOS TIPOS DE CANCER

A continuación veras datos sobre algunos tipos de cáncer y donde empiezan, esta no es una lista exhaustiva, pero estoy incluyendo los más comunes.

El carcinoma es un cáncer que empieza en la piel o en los tejidos que revisten o cubren los órganos internos.

El sarcoma es un cáncer que empieza en el hueso, el cartílago, la grasa, el músculo, los vasos sanguíneos u otro tejido conjuntivo o de sostén.

La leucemia es un cáncer que comienza en un tejido donde se forman las células sanguíneas, como la médula ósea, y hace que se produzca un gran número de células sanguíneas anormales y que estas entren en la sangre.

El linfoma y el mieloma múltiple son cánceres que empiezan en las células del sistema inmunitario.

Los cánceres del sistema nervioso central empiezan en los tejidos del cerebro y la médula espinal. También se llama neoplasia maligna.

PERO ENTONCES, ¿QUÉ HACER?

Muchos de los factores que causan cáncer pueden eliminarse y su riesgo de recurrencia o de morir a causa de cáncer puede reducirse considerablemente al tomar decisiones saludables. La conciencia es el primer paso para el cambio, pero la conciencia sin educación y sin acción es infructuosa. Es importante tomar conciencia de las muchas opciones que existen para ayudar a tu cuerpo a sanar, y continuar educándote sobre los métodos alternos, integrales, pero sobre todo hay que tomar acción.

Estas son opciones tan simples como beber agua en cantidades suficientes. El agua ayuda a hidratar tu cuerpo, lo que a su vez produce más energía.

Un ejercicio simple es otra forma de mejorar tu cuerpo y así poder obtener algunos beneficios esenciales que este necesita para un funcionamiento óptimo.

Los ejercicios moderados, como caminar y estirarse utilizando métodos como yoga ayudan al sistema circulatorio ("Básico de actividad" 2018).

Para comprender realmente el cáncer, primero debes saber que el cáncer no puede existir por sí solo. El cáncer existe y crece en el cuerpo siempre porque son células normales las cuales todos tenemos que a su vez se convierten en anormales. Todo lo que le hacemos al cuerpo puede tener un efecto bueno o malo en el crecimiento del cáncer.

El cáncer crea su propio microambiente, y el ambiente corporal cada vez más alterado por las condiciones diarias ya sea del medio ambiente, de los alimentos, de una vida sedentaria, etc. puede propiciar un ambiente óptimo para las células cancerosas; esto significa que, con algunas excepciones, como cuando los genes juegan un papel en el desarrollo del cáncer, el cáncer es el resultado de una condición o grupos de condiciones que establecen el entorno para que nazca, crezca, se desarrolle y se disemine, solo tú tienes la opción de controlar estas condiciones, como puedes ver existen muchos factores que pueden propiciar el cáncer.

Por ejemplo, muchos cánceres de colon podrían evitarse si se prestara la debida atención al bienestar óptimo del colon. Esto incluye beber suficiente agua, comer alimentos nutritivos y equilibrados que contengan suficiente fibra para ayudar a mantener los movimientos intestinales regulares; así como aprender sobre la importancia de una absorción y eliminación adecuadas.

El cáncer no es algo que ocurre de la noche a la mañana, y difícilmente puede sobrevivir en un cuerpo bien nutrido que tiene un equilibrio óptimo entre la mente, el cuerpo y el espíritu. La prevención es el enfoque más deseable, pero si ya te enfrentas al desafío de lidiar con la enfermedad, deberás implementar enfoques integrales para enfrentarla.

Es por eso que para tratar el cáncer debemos mirar más allá de simplemente matar las células cancerosas, como lo hace la quimioterapia. Una combinación de cirugía, quimioterapia y radiación no fueron las solución para mí, la cirugía me daño un riñón, y la radiación me causo muchos efectos secundarios; Si hubiese sabido lo que se hoy sobre los efector negativos de estos tratamientos, no hubiese aceptado radiación de eso estoy segura, y muy probablemente tampoco hubiese aceptado la cirugía.

Aquí lo importante es entender la dinámica que rodea al cáncer y la importancia de un entorno óptimo donde el cáncer no pueda sobrevivir.

Tú debes ser capaz de modificar el entorno que proporcionó el camino óptimo para su crecimiento y debes hacer todo lo posible para que el cáncer encuentre cada vez más difícil establecer una raíz o crecer en tu cuerpo.

Debes reforzar el sistema inmunológico de tu cuerpo utilizando métodos simples, y evitar hacerle daño muchas veces con cosas que son de sentido común, como por ejemplo todo sabemos los efectos negativos de la comida chatarra; y también sabemos que tan importante es beber agua en lugar de bebidas azucaradas. ¿Sabías que por cada cucharada de azúcar que ingieres tu sistema inmunológico se debilita por un periodo de aproximadamente dos horas?

No te conviertas en un espectador silencioso mientras el cáncer crece en tu cuerpo, ¿pero qué hacer entonces?

¿Cómo tener un sistema inmunológico fuerte?

Para mantener un sistema inmunológico fuerte, puedes comenzar por concientizarte sobre lo que ingieres, evitando la comida chatarra, incluidos aquellos alimentos que contienen conservadores, colores, sabores y olores artificiales, evitando bebidas azucaradas, harinas refinadas, grasas saturadas, etc.

Parece complicado entender alguna terminología sobre los valores nutricionales de los alimentos, pero estas recomendaciones básicas pueden ayudarte muchísimo.

Algunas de las recomendaciones esenciales para tener un sistema de defensas fuerte incluyen:

Primero entender que el cuerpo tiene todas las herramientas que necesita para superar la mayoría de las enfermedades, él ha estado haciendo esta tarea desde el día en que naciste.

Lo que pasa es que en algún punto del camino, las defensas de tu cuerpo se ven superadas por alguna enfermedad, y las causas pueden variar desde la sobrecarga de toxinas en el cuerpo, lo que le proporcionas en términos de alimentos que puede que estén bajos en nutrientes, tal vez estés consumiendo demasiado alcohol u otras drogas, o tal vez estás viviendo bajo estrés crónico.

El cuerpo también puede verse abrumado por las toxinas ambientales y los químicos tóxicos en los alimentos y en productos corporales que utilizas diariamente incluyendo cremas, jabones, maquillaje, perfumes, etc.

Es por eso que saber cómo restaurar la capacidad del cuerpo para defenderse contra el cáncer y otras enfermedades degenerativas de una manera eficiente es un tema decisivo en la medicina integral.

Las razones para contraer cáncer son muchas. Nuevamente, el cáncer por sí solo no aparece de la noche a la mañana. Es el resultado de una combinación de múltiples factores como pueden ser, toxinas ambientales, un sistema inmunológico comprometido debido a una mala nutrición, un estilo de vida sedentaria, toxicidad emocional, deficiencia de nutrientes, etc. etc.

Encontrar la solución

Todavía recuerdo el día en que me diagnosticaron cáncer de colon en etapa III. Fue en agosto de 2013. Ese día sentí como si mi mundo se hubiese derrumbado. En ese momento, pude ver rápidamente mi vida en unos minutos desde mi infancia hasta la actualidad, me sentí muy triste pensando que tal vez todo terminaría muy pronto.

Todo lo que había hecho anteriormente parecía tan inútil mis esfuerzos, mis muchos años de asistir a la escuela, yo tratando de hacer más y más cosas día a día. Siempre intentaba hacer más y mejor en lo que me proponía, pero en verdad en ese momento todo parecía haber sido en vano.

Lo único que importaba era que estaba enfrentándome a un diagnóstico de cáncer y probablemente moriría. Estar pasando por esa situación era tan incomprensible, pensaba en la tristeza de dejar a mi familia con el dolor profundo de verme partir de esta manera, como lo hacen la mayoría de los pacientes de cáncer, generalmente abatidos.

Si te han diagnosticado cáncer, lo más probable es que te identifiques con lo que estoy diciendo aquí porque solamente cuando estás en esta escena de tu vida puedes realmente comprender lo que se siente pasar por un diagnóstico de cáncer.

Ser diagnosticado con cáncer provoca muchos sentimientos negativos como desolación, impotencia, tristeza, miedo, entre otras cosas más; tener cáncer en etapa III es aún peor. Para mí, recibir ese diagnóstico fue una terrible sorpresa.

Como en una película de rápido avance, después que recibí el diagnóstico en la oficina médica pude ver mi vida en pocos minutos. Recuerdo vívidamente ese día, mi esposo estaba conmigo, pero yo estaba tan atrapada en mis emociones, recuerdos, y sentimiento que ni siquiera estaba completamente consciente de su presencia. En ese momento, pensé brevemente en los próximos pasos y en que probablemente tendría que pasar cirugía, quimioterapia y radiación y eso me aterraba.

Sentí que toda mi vida se vino abajo y todas mis luchas parecían haber sido inútil. No tenía esperanza solo muchas ganas de llorar y una tristeza profunda porque en medio de todo pensaba en el dolor que esto le causaría a mi familia.

Según mi conocimiento, o la falta de él, estas eran las únicas opciones que tenía, y no me equivoqué porque antes de salir del consultorio del médico ya me había programado citas con el cirujano, y el oncólogo.

¿Tienes que pasar por las mismas luchas por las que yo pasé?

¿Es cierto que no hay esperanza para los pacientes con cáncer?

¿Tienes que enfrentar el dolor emocional de informar a tus seres queridos sobre tus opciones tan limitadas para el tratamiento del cáncer?

O bien, asumirás la responsabilidad de tu bienestar y te educarás sobre los diferentes métodos disponibles para apoyar a tu cuerpo hacia un tratamiento exitoso contra el cáncer.

Hoy vivo con el optimismo y la fe en Dios de nunca más tener cáncer, pero si alguna vez vuelvo a tenerlo, no sería lo mismo para mí que cuando me diagnosticaron cáncer en el año 2013. Ahora estoy equipada con el conocimiento sobre métodos alternativos, integrales que existen para ayudar a mi cuerpo a tratar el cáncer, e incluso tengo la firme convicción que tendría mejores resultados no haciendo nada que al someterme al tratamiento estándar de cirugía, radiación y quimioterapia. Estoy convencida de que la mayoría de los tipos de cáncer son prevenibles y curables

Aunque hay cientos, si no miles, de casos documentados de tratamientos exitosos contra el cáncer utilizando medicina alternativa, muchas variables juegan un papel importante en el tratamiento contra el cáncer. Por ejemplo, el tipo y la etapa del cáncer son las dos variables principales a favor o en contra del éxito del tratamiento del cáncer. ¿Suena esto desalentador? Espero que no, porque la tasa de éxito de "remisión" del cáncer está en aumento.

"La mitad de las drogas modernas podrían ser arrojadas por la ventana, excepto que los pájaros podrían comerlas".
—*Martin H. Fischer*

El tratamiento estándar

El mismo día de mi diagnóstico, mi médico especialista gastrointestinal (GI) me canalizó a un oncólogo y a un cirujano. Estaba escuchando las órdenes del médico, pero en realidad, estaba en un estado emocional donde sus órdenes significaban poco para mí. Acepté y seguí sus instrucciones y pronto fui programada para cirugía y radiación.

Sucumbí a estos tratamientos, basados en la ignorancia acerca sobre las opciones alternativas que existen para ayudar a mi cuerpo a sanar, y hasta cierto punto presionado por la profesión médica y mi falta de conocimiento. Sin embargo mis pensamientos, me decían que debía haber mejores maneras de tratar el cáncer.

Poco después del diagnóstico, comencé a leer sobre enfoques integrales, alternativos y naturales para ayudar a tu cuerpo a recuperar la salud y el bienestar general.

Aprendí que había formas mejores y menos invasivas de superar el cáncer y que había incluso varias maneras de prevenirlo. Afortunadamente para mí, y para ti, la prevención de enfermedades y la recuperación del bienestar en general es una opción que está disponible y que merece consideración especial.

Puedes ayudar a tu cuerpo a recuperar el bienestar con pasos simples y prácticos, como beber una cantidad adecuada de agua limpia, oxigenarte a través de una respiración adecuada, hacer ejercicio de manera constante, comer alimentos sin procesar y nutritivos, utilizar el cepillado de piel en seco para ayudar a tu sistema linfático a funcionar en una manera adecuada, extracción gérmenes utilizando el aceite de coco, por medio de la reflexología, tratamientos quiroprácticos etc. Además, también puedes tomar suplementos, así como equilibrar tu cuerpo, mente y espíritu, por medio de la meditación.

Estas son formas muy convincentes de optimizar el bienestar, son recomendaciones básicas y comunes, pero, desafortunadamente, no son prácticas comunes.

Debo admitir que es más que un desafío hacer cambios constantes en la vida, pero si yo pude hacerlo, tú también puedes.

El cambio es muy laborioso y hasta cierto punto un reto para todo ser humano, especialmente cuando tienes una larga historia de hábitos, particularmente los que son poco saludables porque no requieren ningún esfuerzo.

Afortunadamente, los hábitos se adquieren a través de la práctica y la vida diaria, lo que significa que puedes adquirir hábitos nuevos. Es difícil cambiar de la noche a la mañana cuando estás acostumbrado a comer comida rápida o comúnmente llamada comida chatarra con pocos o ningún valor nutricional, a ingerir bebidas artificiales y azucaradas, a comer constantemente harina blanca como pan, pizza, pasta y tortillas.

Sin embargo, cuando te das cuenta de que tus hábitos alimenticios podrían acortar tu vida, la decisión de cambiar hacia hábitos saludables debería ser una prioridad.

Desafortunadamente para la mayoría de las personas, el cambio no ocurre hasta que ya están viviendo con la enfermedad.

¿Pero por qué? ¿Por qué la mayoría de las personas esperamos hasta que nos enfrentamos a una enfermedad debilitante como la diabetes o el cáncer para hacer cambios positivos hacia la salud? La respuesta parece ser simple, si no sientes la necesidad de aprender o cambiar a un estilo de vida saludable, seguir los hábitos de toda la vida no requiere ningún esfuerzo y hasta resulta placentero, y muchas personas comen "alimento para el alma" alimentos que te dan una satisfacción inmediata en lugar de comer para nutrir su cuerpo.

La conciencia, la educación y la planificación juegan un papel vital aquí porque por ejemplo, una vez que uno tiene hambre, generalmente come lo que esté disponible. Planear tus comidas diarias con anticipación te ayudara a evitar esos estallidos de hambre y atracones que te llevan a comer lo que esté a la mano.

Afortunadamente, cada vez son más las personas que son conscientes de los efectos que tienen sus elecciones sobre los alimentos y el estilo de vida en general en su salud; pon atención cuando vayas al súper, mira los carritos de víveres de los clientes, te podrás dar cuenta de los hábitos alimenticios de las personas y lo podrás notar en su apariencia en general, por eso es tan cierto el dicho de "somos lo que comemos".

Creando conciencia

La conciencia es el primer paso para cambiar. Debes tomar conciencia del daño que le estás causando a tu cuerpo con tus acciones y actuar ahora para prevenir o superar cualquier enfermedad que tengas. Existen varias clínicas y médicos en México y otros países del mundo así como algunos médicos en los Estados Unidos que utilizan protocolos específicos contra el cáncer y otras afecciones crónicas de salud. Citaré algunos en los próximos capítulos, y puedes encontrar muchísimos más en el sitio web, libros y también de recomendaciones personales de personas que han pasado por situaciones a la tuya y han logrado resultados muy positivos.

Yo personalmente consulté con el Centro Biomédico en Tijuana, México, específicamente con el Doctor Gutiérrez. El Centro Biomédico me ofreció un tratamiento basado en el Método Hoxsey e incluyó algunos suplementos basados en hierbas para estimular mi sistema inmunológico, aumentar el número de plaquetas, mejorar el sistema inmunológico y más.

El Método Hoxsey también indica una dieta muy específica porque algunos alimentos no deben consumirse durante el tratamiento del cáncer porque reducen la efectividad del tratamiento.

> *"La diferencia entre lo imposible y lo posible radica en la determinación de una persona".*
> —*Tommy Lasorda*

Mitos sobre el cáncer

Esta declaración tan cierta fue vital para mí en mi experiencia a través del proceso de curación.

Aunque al principio sentí que mi vida iba a terminar más temprano que tarde, decidí luchar usando todas mis posibilidades, entendiendo también mis limitaciones, pero mi determinación a seguir adelante con una mentalidad positiva fue clave.

Quiero hacer un punto muy importante aquí, cuando a una persona se le diagnostica cáncer, necesita un apoyo o un mentor. Los pacientes de cáncer necesitan una persona que luche con ellos y les apoye cuando se sienten débiles, cuando sienten ganas de rendirse, cuando creen que no hay más solución; También es necesario contar con un apoyo para hacer preguntas al médico preguntas necesarias para entender mejor el proceso de curación, para que sigan los tratamientos al pie de la letra o simplemente para sentir que alguien está contigo en esta lucha.

Afortunadamente para mí, aunque el cáncer ya estaba en etapa III, los síntomas eran casi imperceptibles. Eso me dio la fuerza para creer que todavía podría buscar otras opciones para tratar el cáncer. Sabía desde el fondo de mi corazón que había métodos más efectivos que el tratamiento estándar de la cirugía, la radiación y la quimioterapia, así que comencé mi investigación para encontrar formas de ayudar a mi cuerpo a recuperar la salud y el bienestar general y para validar mi decisión de decir no a la quimioterapia. También tuve la fortuna de tener miembros de mi familia que me apoyaron a través del proceso.

Varios mitos se interponen cuando surgen discusiones sobre la superación del cáncer. La mayoría de la literatura que está disponible para el público en general por la medicina convencional generalmente afirma que la medicación estándar (cirugía, radiación y quimioterapia) es el único tratamiento comprobado para tratar el cáncer. Sin embargo, las tazas de éxito utilizando solo estos tratamientos son muy desalentadoras para la mayoría de los tipos de cáncer considerando el bajo porcentaje de supervivencia en un periodo de cinco años.

"Hay dos días en el año en que no
podemos hacer nada: ayer y mañana".
—*Mahatma Gandhi*

¿Qué hacer ahora?

Debes tomar una decisión informada y oportuna para tener tu salud y bienestar en tus propias manos.

Esta es una cita perfecta para enfatizar la importancia de tus acciones ahora. Sentirte arrepentido por lo que sucedió o no sucedió en el pasado, o esperar que mañana ocurra algo mágico y te curen es útil. Aunque los milagros existen, la mayoría de las veces necesitas tomar acciones decisivas, lógicas, sólidas y consistentes hacia tu sanación, como dicen comúnmente "Dios dice ayúdate que yo te ayudaré".

Permítame repetir esto, necesitas tomar una decisión, que sea lógica, basada en información bien fundada y mantener la coherencia con tus acciones. No hay nada mágico para curar tu cuerpo. El bienestar en general funciona igual que con la dieta, no te pones en forma solo por comer alimentos saludables un día o una semana. Para ver resultados duraderos, necesitas mantener buenos hábitos en una manera consistente.

No estoy abogando por ningún protocolo en particular porque entiendo que cada caso es diferente. Algunos protocolos podrían funcionar para algunas personas o ciertos tipos de cáncer y otros no, pero estoy convencida de que existen métodos efectivos para ayudar a que tu cuerpo se cure, al final del día todos nos beneficiamos de prácticas simples con el propósito de mejorar la salud.

Hay prácticas universales que conducen a resultados positivos, prácticas que deben convertirse en hábitos. Todos esos hábitos crearán un efecto sinérgico en tu proceso de curación. En mi experiencia personal, esos fueron elementos clave para apoyar mi pronta recuperación contra el cáncer.

CAPITULO UNO
LO PRIMERO ES LO PRIMERO
¿POR QUÉ TIENES CÁNCER?

*"Basar nuestra felicidad en nuestra capacidad de
controlar todo es inútil. Mientras controlamos nuestra
elección de acción, no podemos controlar las consecuencias
de nuestras elecciones".*
—*Primero lo Primero por Stephen R. Covey*

¿Qué es cáncer?

¿Por qué tienes cáncer en primer lugar?

¿Por qué crees que el cáncer es tan frecuente ahora?

¿Existe verdaderamente cura para el cáncer?

¿Por qué crees que aproximadamente para el año 2030 uno de cada tres individuos tendrá cáncer?

Las respuestas a estas simples preguntas podrían mejorar tu conocimiento sobre el cáncer y así lograr que el temor sea menos. Responder a estas preguntas es fácil. Sin embargo, darse cuenta de que tú o un ser querido tiene la posibilidad de ser diagnosticado con cáncer a una tasa de uno a tres es realmente aterrador.

Comprender las causas más comunes del cáncer te dará una mejor oportunidad de prevenirlo o revertirlo. Cuando me diagnosticaron cáncer, estas preguntas y muchas otras me inquietaron y me quitaron el sueño.

Una de las razones principales por las que escribí este libro fue porque tuve que luchar para encontrar maneras más efectivas de tratar el cáncer. El tratamiento convencional, aunque lo usé parcialmente al rechazar la quimioterapia, no fue la solución para mí y puede que no sea la solución para muchos de ustedes.

A medida que continué mi investigación para aprender sobre el cáncer, me di cuenta de que los efectos secundarios del tratamiento convencional contra el cáncer podrían empeorar mi condición de salud en lugar de mejorarla. A su vez, el principal problema que tuve contra el tratamiento convencional que existe de cirugía, radiación y quimioterapia fue que, basado en mi experiencia personal con la cirugía y la radiación, estas me causaron daño irreparable como la pérdida de un riñón, y si me hubiese sometido a la quimioterapia habría sido peor.

Después de investigar sobre el cáncer, y lo que este significa, me di cuenta de mi situación médica hubiese empeorado si solo hubiera utilizado tratamiento estándar.

Por otra parte, también entendí que el sistema de atención médica convencional no era el único responsable de mi bienestar y decidí tomar el control de él. En mi investigación, aprendí que hay varias formas de ayudar a tu cuerpo a recuperar el bienestar.

Entonces, descubramos qué puedes hacer para ayudar a tu cuerpo a recuperar el equilibrio necesario para mantener un bienestar óptimo.

Después del diagnóstico de cáncer, me di cuenta de que los pequeños pasos en la vida hacen una gran diferencia, y como dice la cita de Stephen Covey, "no podemos controlar las consecuencias de nuestras decisiones". Esto fue muy cierto en mi caso; Las fuerzas externas no controlaron mis elecciones relacionadas con la nutrición ni mi estado emocional y espiritual, y tuve que enfrentar esa realidad.

Creo que cuando realmente entiendes las causas detrás del cáncer y las enfermedades degenerativas en general, es más fácil tomar decisiones precisas para cambiar tus hábitos y valores. Una vez que entendí que yo era la principal responsable de lo que estaba mal con mi cuerpo, decidí trabajar para mantener el equilibrio.

En palabras simples, cambios pequeños pero consistentes en mis hábitos en general harían la diferencia. Mi cuerpo me estaba diciendo que algo estaba mal, pero yo no lo estaba escuchando.

El cáncer u otras condiciones de salud difícilmente son imprevisibles, siempre hay algunas señales que tu cuerpo te está dando, a veces tendemos a ignorarlas, otras veces tratamos de diagnosticarnos a nosotros mismos y minimizamos los síntomas quizás sea por miedo de descubrir la verdad.

Para el momento en que se diagnostica el cáncer u otra afección degenerativa crónica, tu cuerpo ya te ha dado varias señales de que algo va mal. Para que te enfermes de diabetes, colesterol, presión arterial alta, etc., generalmente tiene que haber varios factores presentes que te dan señales de advertencia.

El cáncer no es la excepción, no se desarrolla de la noche a la mañana, y debido a eso, en mi opinión, no es necesario que te precipites a un tratamiento invasivo y agresivo como lo son la quimioterapia y la radiación.

Si el cáncer ha estado en tu cuerpo desde hace meses o posiblemente años antes del diagnóstico, otro mes no debería matar a nadie. Cuando supe de mi diagnóstico de cáncer, fue un trauma para mí. Nunca me hubiera imaginado que tenía cáncer. Sin embargo, no debería haber sido una sorpresa para mí porque mi cuerpo ya me había estado dando algunas señales a las que no había prestado la debida atención, así que tuve que descubrirlo por el camino difícil.

Los tratamientos actuales contra el cáncer podrían cambiar tu vida para siempre.

Ten cuidado de tomar decisiones apresuradas sin educación apropiada sobre el tema, y recuerda siempre poner en la balanza las ganancias y las perdidas antes de tomar decisiones definitivas.

Yo comencé por tomar pasos simples como formar hábitos de alimentación más saludables que incluyen verduras y frutas, legumbres, granos, semillas etc. Elaboré un régimen nutricional bien equilibrado, asegurándome de que las porciones de alimentos se distribuían proporcionalmente para incluir suficientes proteínas, carbohidratos, fibra, etc.

No debes aceptar el primer diagnóstico y la opción de tratamiento solo porque proviene de un médico. Recuerda que tienes el poder de decidir lo qué se le hace o no a tu cuerpo. Estar bien informado es clave y no dejarle la decisión totalmente al médico es tu responsabilidad.

Probablemente tienes cáncer porque tu cuerpo esta sobrecargado de toxinas. Esto podría incluir heridas emocionales, o un sistema inmunológico que no está funcionando correctamente para evitar que las células sanas se conviertan en células cancerosas, o para poder destruirlas.

Todo en la vida sucede por una razón. La mayoría de las veces, la razón es clara. Las decisiones que tomaste en el pasado impactan tu realidad hoy y cualquier decisión que tomes hoy impactará tu vida mañana.

El cáncer no es una sentencia de muerte. No permitas que el miedo tome control de ti y no permitas que otros tomen decisiones por ti. Sé el maestro de tu bienestar, aprende y aplica los principios básicos de salud; Pide apoyo a familiares y amigos, necesitarás que estén a tu lado durante el proceso de recuperación.

El solo hecho de enfrentar el diagnóstico de cáncer por si solo es muy difícil; sumándole a este el tener que lidiar todavía con el proceso hacia la recuperación puede ser muy estresante, proceso que se puede convertir en una larga jornada, pero que muy probablemente te dará la oportunidad de mejorar tu vida en muchos aspectos. Es muy probable que tengas que confiar en un ser querido para que te apoye y te aliente. Si tienes un familiar o amigo que está pasando por un proceso de cáncer; tú podrías ser ese apoyo, créeme, es absolutamente necesario.

Las decisiones si importan

Las decisiones de nutrición y estilo de vida que has tomado hasta este momento han afectado tu salud. Ciertamente habían afectado a la mía. Mi estilo de vida había abierto la puerta al cáncer.

Según las investigaciones, la mayoría de los cánceres son causados por los hábitos alimenticios, el estilo de vida, la angustia emocional y factores ambientales. Si el problema ya se ha identificado, la solución debe ser simple: conciencia, educación y acción.

Entender estos puntos te ayudará a identificar y eliminar muchos de estos causantes de cáncer en tu vida. Cuanto más puedas reducir la carga tóxica de tu cuerpo, mejores serán tus probabilidades de prevenir o curar el cáncer.

Aprender sobre la capacidad de mi cuerpo para repararse a sí mismo fue asombroso porque entonces me di cuenta de que tenía el poder de utilizar las herramientas necesarias para apoyar a mi cuerpo en este esfuerzo; dale a tu cuerpo lo que necesita en términos de nutrición, balance emocional, evita las toxinas, toma suplementos etc. para ponerlo en un estado de bienestar óptimo.

> *"La vida es como andar en bicicleta. Para mantener*
> *tú balance debes seguir moviéndote"*
> —*Albert Einstein*

Es posible hacer cambios progresivos día a día hacia una mejor salud. Pronto estos hábitos necesarios para apoyar a tu cuerpo se convertirán en parte de tu vida cotidiana.

Precisamente como en la cita anterior para mantener tu balance, debes seguir moviéndote. Las personas a menudo se inspiran cuando leen libros o escuchan oradores motivacionales, pero la parte más desafiante es mantener el rumbo. Recuerda, si un cambio radical es difícil para ti, eso es absolutamente normal, los cambios siempre son difíciles para la mayoría de los seres humanos no importa que tan pequeños sean, pero tú puedes no te detengas.

Comienza con pasos pequeños, si flaqueas, comienza de nuevo, y otra vez, cuantas veces sea necesario, hasta que el cambio se convierta en un hábito. Los cambios son más difíciles al principio y se vuelven más fáciles con el tiempo. No te rindas, comenzarás a ver y sentir la diferencia en el bienestar general de tu cuerpo.

Es importante aprender sobre la importancia de escuchar a tu cuerpo y de tomar decisiones informadas. No debes apresurarte a un tratamiento médico basado en directivas de tratamiento convencionales sin tener la oportunidad de aprender que existen otras formas mejores de tratar el cáncer u otras enfermedades degenerativas.

Desafortunadamente la mayoría de las personas accede inmediatamente a las indicaciones del médico y en muchas ocasiones los efectos secundarios al tratamiento son peor que la enfermedad.

Siempre hay mejores formas para casi todo, y el tratamiento del cáncer no es la excepción. Correr hacia la radiación y la cirugía fue un gran error para mí. Cuanto más me educaba sobre el cáncer, más me arrepentía de poner mi cuerpo y mi mente a través de tanto dolor y estrés. Si alguna vez volviera a tener cáncer, que Dios no lo quiera, nunca me sometería al tratamiento convencional, los efectos secundarios que experimenté con la radiación y la cirugía fueron devastadores y desgraciadamente, tienen consecuencias irreparables.

¿Por qué yo?

Si tienes cáncer, probablemente te estés haciendo las mismas preguntas que yo me hice. Probablemente te sientas triste y sin esperanza. Por lo general, lo primero en la mente de un paciente con cáncer después de un diagnóstico es:

¿Por qué yo?

¿Por qué sucedió esto?

Recuerdo vívidamente el día en que me diagnosticaron cáncer de colon en etapa III, ese día me vinieron a la mente muchas preguntas, entre ellas.

¿Por qué yo?

Tengo que admitir que fue un momento devastador. Fue una verdadera pesadilla darme cuenta de que tenía cáncer, "cáncer" era una palabra y una realidad aterradora que no estaba lista para enfrentar. Mi mente estaba en el espacio, mi mundo se estaba derrumbando, y aun en mi desesperación me daba cuenta que mis seres queridos tenían que sufrir conmigo.

Como la noticia fue demasiado dolorosa para mí, fue un verdadero debate interno sobre si guardar silencio o informarle a mi familia acerca del diagnóstico. Al final del día, sabía que no podía guardármelo por mucho tiempo, porque el cáncer no es algo que uno puede ocultar para sí mismo por mucho tiempo. Además, me entristeció entender que tenía la posibilidad de morir sin darle la noticia a mis seres queridos, y de quitarles el derecho de saberlo con anterioridad.

Me relaciono absolutamente con tus sentimientos, porque he estado allí, pero también permíteme decirte que esos sentimientos de tristeza y dolor son temporales y luego son reemplazados por otros más, que pueden incluir incertidumbre, duda y temor hasta que finalmente se hace la transición a un estado de calma y paz.

Esta transición ocurrió cuando comencé a recibir información sobre las opciones disponibles para ayudar a mi cuerpo a recuperar la salud. Cuando entendí que el cáncer no era una sentencia de muerte, todos esos sentimientos negativos comenzaron a disiparse.

La pregunta, "¿Por qué yo?" es bastante común para los pacientes con cáncer. Después de todo, el cáncer es una palabra que está muy distante para la mayoría de nosotros. Sin embargo, la tenemos en el subconsciente, particularmente porque muchas personas hemos perdido a un amigo o un miembro de la familia contra el cáncer.

Entonces, ¿por qué yo? ¿Por qué no? Según el Instituto Nacional del Cáncer, aproximadamente el 38,4% de los hombres y mujeres serán diagnosticados con cáncer en algún momento durante su vida (según los datos de 2013-2015). En pocas palabras, eso significa que aproximadamente uno de cada tres hombres y mujeres serán diagnosticados con cáncer ("Que es cáncer", 2018).

Estas probabilidades son bastante aterradoras. Básicamente, no es una cuestión de ¿por qué yo?, porque a este ritmo es una cuestión de cuándo. ¿Significa eso que serás diagnosticado con cáncer? No. Significa que debe ser consciente de la gran probabilidad de que así sea; También significa cuán importante es educarte sobre la prevención y tomar medidas inmediatas.

Actúa ahora para disminuir las posibilidades de que te ocurra a ti.

Entonces, si alguna vez te diagnostican cáncer o si ya te han diagnosticado cáncer, toma una decisión informada sobre tu tratamiento.

¿Hay formas de prevenirlo?

En su mayoría, sí; desafortunadamente, muchos de nosotros no sabemos qué hacer, y si algunos lo sabemos; simplemente no lo hacemos.

Por ejemplo, la mayoría de ustedes sabe lo importante que es beber suficiente agua en lugar de bebidas azucaradas, pero no lo hacen.

Saben lo importante que es hacer ejercicio y comer alimentos saludables, pero no lo hacen. Podrías leer cien libros e ir a todos los seminarios y talleres del mundo relacionados con la salud en general y el cáncer pero sin acción el conocimiento es infructífero.

Puedes escuchar las redes sociales y los documentales, pero si no tomas medidas consistentes hacia resultados sostenibles, tu conocimiento no te ayudará, y esto aplica para casi todos los aspectos de la vida.

Entendemos que la incidencia de cáncer hoy en día es muy alta, pero saberlo no es suficiente. Este pronóstico no está escrito en piedra. Las estadísticas se basan en promedios, por lo tanto, no te conviertas en parte de la estadística de personas diagnosticadas con cáncer.

Debes realizar cambios progresivos y sostenibles para disminuir el riesgo de contraer cáncer. No se trata de cambiar tu dieta; se trata de cambiar tu estilo de vida a uno donde sea prácticamente imposible que las células cancerosas se desarrollen; y si ya lo tienes, la respuesta para un mejor resultado está en tus manos.

¿Qué es lo siguiente?

Una de las citas anteriores dice que no hay casi nada en este mundo que alguien no haya escrito ya; Esta afirmación ha resonado en mí desde que la leí. Hay diferentes tipos de expertos.

Hay quienes han vivido una experiencia, aprendieron en el camino y tuvieron éxito.

El otro tipo de experto es el experto en investigación. Si tienes un amigo o familiar que está pasando por un cáncer y no sabes nada sobre el cáncer o el proceso de curación, lo más probable es que tengas que ser un experto en investigación.

Si ahora mismo estás pasando por esa experiencia, comprométete a educarte y a comprender sobre el tema. Puedes pedirle a un amigo o a un familiar que te apoye en el proceso para comprender mejor el cáncer y las infinitas posibilidades que tienes para ayudar a tu cuerpo a recuperar el bienestar. Hay cientos de libros sobre casi todo lo que te puedas imaginar.

En esta era de la tecnología, no hay excusas para la ignorancia.

Cuando te diagnostican esta temida enfermedad, te sientes indefenso, porque la palabra cáncer generalmente se relaciona con la muerte. El paciente frecuentemente se siente perplejo y le es difícil tomar decisiones concretas al respecto. Es por eso que es imperativo que los pacientes con cáncer tengan un apoyo o un mentor, una persona en la que realmente confíen para apoyarlos en el proceso.

A su vez, si tú eres miembro de la familia de un paciente con cáncer, puedes apoyar a esa persona para ayudarle a entender hechos sobre el cáncer, de dónde viene, cómo se desarrolla, qué tipo de cáncer es, la etapa en que se encuentra, y lo que es más importante, debes conocer los enfoques alternativos e integrales para su diagnóstico específicamente.

Yo tuve que educarme para poder identificar tratamientos que le ayudaran a mi cuerpo en el proceso de curación. O luchas o huyes. Luchar contra el cáncer no es una tarea fácil. Es un proceso que requiere disciplina, el progreso no se logrará de la noche a la mañana y, en la mayoría de los casos, requiere múltiples enfoques.

A lo largo de este libro, te recordaré que, a menos que se trate de una verdadera emergencia, mi recomendación es no te apresures al tratamiento estándar de radiación, cirugía y quimioterapia. ¡Si te diagnostican cáncer hoy, eso no significa que acabas de adquirir cáncer hoy!

Intenta retroceder en el tiempo y recordar el día o la semana anterior a tu diagnóstico, vuelve a la máquina del tiempo y piensa cómo te sentías antes del diagnóstico. Al momento de escribir este libro, han pasado seis años desde que me diagnosticaron cáncer y todavía puedo recordar el día del diagnóstico como si fuera hoy.

También recuerdo cómo me sentía un día antes. El día anterior, estaba muy bien. Era domingo y estaba haciendo cosas típicas de los domingos, como relajarme, convivir con los miembros de la familia, hablar y reír y hacer planes para el futuro. Nadie hubiera pensado que tenía cáncer ese día, pero lo tenía.

Al día siguiente en el momento en que obtuve el diagnóstico, el médico me recomendó un tratamiento convencional y pidió a su personal que me agendara citas para ver al cirujano y al oncólogo; ahora que tengo más conocimiento sobre este tema sé que no era necesario que mi médico me canalizara para una cirugía dentro de las próximas dos semanas pero lo hizo.

Te estoy diciendo esto para que comprendas que tan importante es saber el camino que se debe tomar. Obtener el diagnóstico es bastante preocupante y pensar con claridad es casi imposible para los pacientes con cáncer. Desde mi perspectiva, esa es la razón principal por la que la mayoría de los pacientes de cáncer sucumben a las órdenes de los médicos para recibir un tratamiento convencional de inmediato y sin cuestionar nada.

Ahora, varias investigaciones indican que muchos diagnósticos de cáncer son falsos positivos. Eso podría llevar a que muchos pacientes reciban o estén recibiendo tratamiento contra el cáncer por error. Por eso es importante obtener múltiples opiniones, y conseguirlas de los médicos de tu elección. Para empezar, debes estar cien por ciento seguro de que tienes cáncer.

En ese momento pensé: ahora tengo cáncer y lo más probable es que muera. Pero gracias a Dios no fue así; y pasé por el proceso de tratar el cáncer exitosamente y sin quimioterapia. Mi punto es que no hay necesidad de apresurarte al tratamiento estándar; necesitas obtener toda la información requerida para tomar una decisión basada en hechos, incluyendo las opciones de tratamiento, la duración del tratamiento, el porcentaje de éxito, formas alternativas, integrales de recuperación, etc. Incluso si decides seguir el enfoque tradicional para tratar el cáncer, es tu decisión, pero hazlo basado en datos adquiridos para que no te arrepientas cuando ya sea demasiado tarde.

¿Por qué tirarías una bomba a tu garaje para matar a un ratón, si puedes matar al ratón sin destruir tu garaje? Lo que hice después de mi diagnóstico es historia, porque en ese momento era como la mayoría de los pacientes diagnosticados con cáncer. Ignoraba por dónde empezar en lo que respecta a la medicina integral o alternativa.

Ignoraba las docenas, si no cientos, de métodos alternativos que existen para curar la mayoría de los cánceres. No solo ignoraba las formas alternativas de curar el cáncer, sino que también yo era "el paciente con cáncer" y ser un paciente con cáncer y tratar de encontrar las mejores opciones para tu tratamiento es todo un reto que afortunadamente pude superar.

Aprender en esta época no requiere de mucho esfuerzo, especialmente si tiene acceso a internet. Hay mucha información válida y confiable. Sin embargo, una advertencia: siempre debes asegurarte de que la información proviene de una fuente "confiable, verídica y valida".

Pronto comprendí sobre los elementos dañinos que estaban afectando mi bienestar, y supe que tenía que hacer cambios radicales en muchos aspectos de mi vida. Sabía que incluso si pudiera superar el tratamiento estándar, el pronóstico podría no ser favorable porque mi bienestar general no era óptimo. Mi estilo de vida no estaba favoreciendo el proceso de curación. Si hubiera sabido de antemano que iba a tener cáncer, habría aprendido lo más posible sobre formas de prevenirlo y revertirlo. Esta es tu oportunidad de cuidar tu cuerpo y tu bienestar general.

¿Qué hacer entonces?

Los estilos de vida se aprenden y generalmente se transmiten de generación en generación. Por ejemplo, he escuchado a muchas personas hablar sobre varios miembros de la familia que tienen el mismo tipo de cáncer o afección degenerativa. La mayoría lo atribuyen los genes, pero sería interesante investigarlo más a fondo. Los miembros de la familia, de la misma casa, a menudo comen los mismos alimentos muchas veces poco saludables, tienen los mismos hábitos de no ejercicio, una vida sedentaria, comparten el mismo entorno emocional tóxico, y más. Muy probablemente algunos de estos factores contribuyen al desarrollo del cáncer y no necesariamente es culpa de los genes.

Cuando comencé a investigar sobre la razón de por qué yo tenía cáncer, me sorprendió saber cómo el azúcar debilita tu sistema inmunológico y saber que el cáncer se alimenta principalmente de azúcar. Esa información tiene mucho sentido para mí porque hay mucha investigación que la respalda. Sin embargo, cuando terminé mi terapia de radiación, ¡me dieron dos boletos de helado gratis! Fue inconcebible porque si las células cancerosas se alimentan de azúcar, ¿por qué una institución oncológica le proporcionaría azúcar como recompensa a los pacientes después de completar un tratamiento contra el cáncer?

Tuve experiencias similares en el hospital donde me operaron. Algunas instituciones de cáncer están, tal vez sin saberlo, engañando a los pacientes, y eso es solo un ejemplo de mi experiencia. Para mí esto indica la ignorancia que tienen sobre el cáncer, o tal vez lo hagan porque saben que la tasa de supervivencia es tan baja que no importa lo que el paciente coma nada cambiará.

Pero no es así, el cáncer es curable en la mayoría de los casos si le das a tu cuerpo las herramientas que necesita para lograrlo.

El Dr. Patrick Quillin escribió en su libro Beating Cancer with Nutrition, (venciendo el cáncer con nutrición) "El azúcar es el alimento favorito del cáncer. Hay al menos cinco razones por las que el cáncer y el azúcar son mejores amigos. ¡A las células cancerosas les encanta el azúcar! Es por eso que los carbohidratos refinados como la azúcar blanca, la harina blanca, el jarabe de maíz con alto contenido de fructosa (HFCS) y los refrescos son extremadamente peligrosos para cualquiera que intente prevenir o revertir el cáncer.

El azúcar esencialmente alimenta a los tumores y estimula el crecimiento del cáncer.

Las células cancerosas absorben azúcar de diez a doce veces más comparado con las células sanas. De hecho, esa es la base del PET (Tomografía por emisión de positrones): una de las herramientas más precisas para detectar el crecimiento del cáncer.

Las tomografías PET utilizan glucosa marcada radiactivamente para identificar células tumorales hambrientas de azúcar. Cuando los pacientes beben el agua azucarada antes de la exploración, ésta se introduce preferentemente en las células cancerosas y se encienden.

El premio Nobel de medicina de 1931, el alemán Otto Warburg, Ph.D., descubrió que las células cancerosas tienen un metabolismo energético fundamentalmente diferente en comparación con las células sanas. Encontró que los tumores malignos exhiben un aumento de la glucólisis, un proceso por el cual el cáncer utiliza la glucosa como combustible en comparación con las células normales".

Es increíble cómo este concepto simple pero importante típicamente no se comparte con los pacientes con cáncer.

A la mayoría de los pacientes con cáncer se les indica que sigan las instrucciones de los médicos que generalmente consisten de información básica o explicaciones mínimas con muy pocas o ninguna recomendación para la selección de alimentos, eso pasó conmigo no recomendaciones, no restricciones.

Si las células cancerosas consumen arriba de diez veces más azúcar que las células normales, es extremadamente prudente eliminar el consumo de azúcar, especialmente el azúcar agregado como en los alimentos procesados, los refrescos y otras bebidas azucaradas.

¿Debes eliminar el azúcar de tu dieta por completo? No, porque las células normales también necesitan azúcar, pero la cantidad que necesitan es mucho menor. Obtendrías azúcar de las frutas y algunas verduras. Las frutas de bajo índice glucémico son las más recomendadas cuando se lucha contra el cáncer. Es importante informarte sobre qué frutas y verduras se recomiendan para tu tipo de cáncer. Obtener información válida y confiable de nutricionistas, sitios web creíbles o contrata un nutriólogo, esta sería la manera más segura de decidir qué sí o no comer.

Quiero dejar claro que no estoy señalando a los médicos bien intencionados. Muchos de ellos están prescribiendo el tratamiento que creen que funcionará para sus pacientes, después de todo, es lo que ellos aprendieron en la escuela de medicina.

En lugar de señalar, lo cual significa una pérdida de tiempo para un paciente de cáncer que intenta recuperarse, edúcate. Se consciente de lo que estás haciendo, toma tu bienestar en tus propias manos y no permitas que otros decidan por ti.

El estrés, el cáncer y tu sistema inmunológico

Se afirma que los pilares principales del bienestar en general son la nutrición, un medio ambiente limpio el bienestar emocional. El estrés crónico es considerado uno de los principales factores para el cáncer. Es lo único que puede rebasar todo lo que haces. Cuando comienzas a vivir tu vida en autopiloto, o en monotonía, es difícil identificar el estrés crónico de la vida diaria.

Experiencias estresantes como estar varado en tráfico, dejar a los niños en la escuela mientras tratas de llegar a tiempo al trabajo son experiencias diarias que producen estrés y que pueden pasar desapercibidas, este puede ser un estrés crónico.

Y aunque este también puede ser nocivo para la salud, ese tipo de estrés es diferente al estrés tóxico. Muchos de nosotros vivimos la vida simplemente en monotonía o experimentando estrés toxico, el cual es caracterizado por situaciones como violencia doméstica, abuso sexual, la pérdida de un ser querido, la pérdida de un empleo, u otras experiencias traumáticas de la niñez.

El estrés se pasa por alto con frecuencia, entonces no importa lo que hagas en términos de salud, nutrición, espiritualidad etc. si tus niveles de estrés toxico son siempre altos; tu sistema inmunológico también podría verse comprometido.

La co-relación entre el estrés, el cáncer y otras enfermedades es compleja. Los estudios de investigación demuestran que el estrés crónico a largo plazo suprime dramáticamente el sistema inmunológico.

El Departamento de Psiquiatría de la Facultad de Ciencias Médicas de la Universidad de Malasia descubrió que el estrés crónico previene la creación rápida de células T que combaten las infecciones y previene una reacción inmunológica rápida. Más de 293 estudios independientes desde 1960 hasta 2001 confirmaron que el estrés altera la inmunidad.

Es esencial identificar tu nivel de estrés y hacer algo al respecto. Por ejemplo, una respiración profunda adecuada de al menos tres ciclos tres veces al día le suministrara oxígeno al cerebro para así pensar con mayor claridad, mejoraría la circulación y mejoraría la digestión. ¿No es eso suficiente para que tú quieras fomentar el hábito y hacer de la respiración profunda parte de tu régimen diario?

No tienes que complicarte la vida para adquirir el hábito de respirar profundo.

Incluso puedes hacer una respiración profunda mientras conduces, estás de pie, caminando o acostado, por lo que no hay excusas para que no te beneficies de este ejercicio.

Otra estrategia para ayudar a relajarte es llevar un diario. Este método relajante se ha utilizado en diferentes campos, incluida la psicología.

Las investigaciones han demostrado que el simple hecho de llevar un diario y utilizarlo regularmente libera la tensión de tu cuerpo, lo que podría mejorar tu ritmo de sueño y evitar que te despiertes con frecuencia en medio de la noche.

Compra un diario o cuaderno y prueba este método durante un mes. Cada noche antes de irte a dormir, escribe lo que sucedió durante el día, incluidas las inquietudes que puedas tener y los compromisos futuros. Una vez que los has puesto en un papel, no tienes que preocuparte por ellos tanto como cuando los tienes en la mente.

Ahora, si algunas de las razones para contraer cáncer se atribuyen a la nutrición, el estilo de vida, el medio ambiente o el estrés, debes saber cuál de estas variables aplica más a ti.

Como puedes ver, todas las razones mencionadas anteriormente son de conocimiento común para la mayoría de nosotros. Recuerda la conciencia, la educación y la acción son una fórmula muy efectiva para cualquier meta en tu vida, particularmente para preservar o mejorar la salud.

En el siguiente capítulo, analizaremos el diagnóstico, la detección y las pruebas disponibles para el cáncer. Por ahora, resumamos los siguientes temas que cubrimos en este capítulo.

En resumen

¿Qué debo hacer para prevenir el cáncer? Tomar la decisión de tener un estilo de vida saludable donde el cáncer no pueda hospedarse.

¿Es el cáncer hereditario? Solo aproximadamente 10% de los canceres son hereditarios, el resto, o sea la gran mayoría no lo son.

¿Cuáles son los principios básicos para ayudar a tu cuerpo a estar en equilibrio? Los principios básicos son la nutrición, el manejo adecuado del estrés, mantener tu cuerpo en balance y libre de toxinas, y proporcionándole los nutrientes esenciales para su buen funcionamiento.

Si tienes cáncer, ¿qué debes hacer? Primero asegurarte de corroborar el diagnóstico, informarte bien sobre el tipo de cáncer, la etapa en que se encuentra, el lugar en que se encuentra, tus opciones de tratamiento, las probabilidades de éxito, y los métodos alternos, y sobre todo no te precipites a recibir el tratamiento convencional a ciegas.

¿Por qué es importante contar con una persona o grupo de apoyo en el camino del tratamiento del cáncer? es importante porque necesitas alguien en quien sostenerte cuando sientes que te derrumbas, porque necesitas otro par de ojos, oídos, cerebro, apoyo emocional etc.

CAPITULO DOS
EL DIAGNOSTIC

"Para la mayoría de los diagnósticos, todo lo que se necesita es una onza de conocimiento, una onza de inteligencia y una libra de minuciosidad".
—*Autor anónimo*

Ser diagnosticado con cáncer es una experiencia bastante aterradora para todos o para la gran mayoría. Es especialmente preocupante si no estás al tanto de lo que significa tener cáncer. La mayoría de la gente asocia la palabra cáncer con la muerte.

¿Qué hacer entonces?

¿Qué necesitas saber sobre el cáncer?

Yo explicaré en términos muy elementales porque, cuando te diagnostican cáncer, lo más probable es que no estés interesado profundizar en todas las investigaciones que lo respaldan.

El conocimiento básico es importante en ese momento.

Una vez que estés en el camino correcto, te aliento a que continúes aprendiendo más a fondo sobre el cáncer para que puedas estar mejor preparado para continuar delante. Cuanto más sepas sobre el cáncer, cómo se desarrolla, cómo se propaga y, lo que es más importante, cómo puede prevenirse e incluso revertirse, estarás en una mejor posición para enfrentarlo.

¿Qué es el cáncer?

Existen diferentes maneras para definir el cáncer aunque todas son muy parecidas; los sitios más confiables, como el Centro de Tratamiento del Cáncer de América, definen el cáncer como el crecimiento descontrolado de células anormales en el cuerpo. El cáncer se desarrolla cuando el mecanismo de control normal del cuerpo deja de funcionar. Las células cuando cumplen su ciclo no mueren, sino que crecen fuera de control, formando células nuevas y anormales. Estas células adicionales pueden formar una masa de tejido, llamada tumor. Aunque algunos cánceres, como la leucemia, no desarrollan tumores.

El Instituto Nacional del Cáncer lo explica así: el nombre dado a una colección de enfermedades relacionadas. En todos los tipos de cáncer, algunas de las células del cuerpo comienzan a dividirse sin detenerse y propagarse a los tejidos circundantes.

El cáncer puede comenzar casi en cualquier parte del cuerpo humano, que está formado por billones de células. Normalmente, las células humanas crecen y se dividen para formar nuevas células a medida que el cuerpo las necesita.

Cuando las células envejecen o se dañan, mueren y nuevas células toman su lugar. Cuando el cáncer se desarrolla, sin embargo, este proceso ordenado se rompe.

A medida que las células se vuelven más y más anormales, las células viejas o dañadas sobreviven cuando deberían morir y las nuevas células se forman cuando no son necesarias. Estas células adicionales pueden dividirse sin detenerse y pueden formar masas llamados tumores.

La Sociedad Americana del Cáncer (American Cancer Society) lo explica de esta manera:

El cáncer puede comenzar en cualquier parte del cuerpo. Comienza cuando las células crecen fuera de control y desplazan a las células sanas. Esto dificulta que el cuerpo trabaje como debería.

La trayectoria del cáncer

Las células cancerosas permanecen dentro del tejido corporal, por ejemplo, en el revestimiento del colon o la vejiga a partir del cual tienden a desarrollarse. Este tipo de cáncer se denomina crecimiento superficial del cáncer o carcinoma in situ, células que aún no se han diseminado se podrían eventualmente convertir en cáncer y se determina que está en etapa 0. Las células cancerosas crecen y se dividen para crear más células, y eventualmente forman un tumor.

Un tejido corporal tiene una membrana, que mantiene dentro la célula de ese tejido. Las células cancerosas pueden atravesar esta membrana y, si esto sucede, se dice que el cáncer es invasivo. Una de las características que hace que las células cancerosas, sean diferentes a las células normales es que crecen desordenadamente y no respetan los límites de convivencia con las células benignas y pueden moverse con mayor facilidad. Entonces, es probable que una de las formas en que los cánceres se propagan a través de los tejidos cercanos sea que las células se muevan directamente.

Los tumores malignos son cancerosos y están formados por células cancerosas. Por lo general, crecen más rápido que los tumores benignos los cuales no están formados por células cancerosas, se diseminan a los tejidos circundantes y causan daños. Se pueden propagar a otras partes del cuerpo a través del torrente sanguíneo. El torrente sanguíneo contiene literalmente cientos de millones de células que transportan el combustible del cuerpo en la forma de alimentos y minerales.

Además de distribuir estos elementos esenciales para la vida, el torrente sanguíneo se encarga también de retirar toda la impureza que pueda haber en el cuerpo. También se puede propagar por medio del sistema linfático, el sistema linfático, es una red de órganos, ganglios linfáticos, conductos y vasos linfáticos que producen y transportan linfa desde los tejidos hasta el torrente sanguíneo. El sistema linfático es una parte principal del sistema inmunitario del cuerpo para formar tumores secundarios. Esto se llama metástasis.

Poniéndolo en contexto

Las razones para contraer cáncer varían y pueden ser causadas por múltiples factores. Por ejemplo, se sabe que los carcinógenos lo causan. Desgraciadamente, los carcinógenos, son agentes físicos, químicos o biológicos potencialmente capaces de producir cáncer al exponerse a tejidos vivos, estas substancias se encuentran en muchos productos; incluidos los químicos en el humo del tabaco, los químicos en las lociones corporales, el champú y los productos cosméticos. Se ha encontrado que muchos agentes, incluidos la radiación, los productos químicos así como los virus, inducen cáncer tanto en animales experimentales como en seres humanos.

La radiación ultravioleta que llega a la superficie de la Tierra se compone de dos tipos de rayos que se llaman UVA y UVB. La radiación ultravioleta también proviene de lámparas solares y camillas de bronceado que se usan en lugares que proveen servicios estéticos. Estos pueden producir daños en la piel, envejecimiento prematuro, causar melanoma y otros tipos de cáncer de piel. Mucha gente cree que los genes es la causa principal del cáncer; sin embargo, eso aún no se ha probado en la mayoría de los casos.

Me di cuenta de que la ignorancia podía haberme costado la vida. La ignorancia de mi parte en cuanto a la falta de conocimiento sobre cómo identificar las señales que mi cuerpo daba pidiéndome atención; ignorancia sobre la importancia de tomar mi bienestar en mis manos, buscando segundas y terceras opiniones o tantas como fuera necesario antes de iniciar procedimientos que en mi caso cambiaron mi vida para siempre.

Pasé por dos cirugías, ambas estresaron tremendamente mi cuerpo. Pasar por el tratamiento de la radiación también fue perjudicial para mí tanto física como emocionalmente. Me hicieron una ileostomía, una ileostomía es una abertura en la pared abdominal que se hace mediante una cirugía.

Tener una ileostomía es un evento que te cambia la vida. Aunque la literatura indica que la mayoría de las personas podrían manejarlo sin mayor problema, ese no fue el caso para mí. Tuve que quedarme en casa o cerca de casa durante los cuatro meses que estuve literalmente ligada a esa ileostomía. Mi piel rechazó el plástico del que está hecha y mantenerla adherida a mi piel fue más que un desafío, fue una batalla diaria.

También culpo al proceso de la cirugía por el daño de uno de mis riñones.

Los síntomas como cansancio, fatiga crónica extrema y presión arterial alta eran, de acuerdo a mi nefrólogo, señales de que mi riñón estaba reaccionado a la atrofia ocurrida a uno de sus conductos; y que muy probablemente ocurrió durante la cirugía de colon.

Además de esas consecuencias adversas, el estrés emocional fue un problema difícil de llevar en la jornada contra el cáncer.

Era ignorante y confiaba en la "experiencia y conocimientos" de los médicos. No cuestioné situaciones simples y evidentes que indicaban que algo andaba mal con mi cuerpo. Por ejemplo, cuando mi función renal indicaba niveles de creatinina fuera de rango, el médico solo me decía que "necesitaba beber más agua".

Yo me aseguraba de beber suficiente agua entre las consultas médicas y nada cambiaba. Los niveles de creatinina seguirían estando fuera de rango, y seguí recibiendo la misma recomendación del médico, "usted necesita beber más agua".

No quiero entrar en demasiados detalles sobre esta tremenda tragedia para mí, pero la realidad es que uno de mis riñones se dañó durante el tratamiento del cáncer y ninguno de los expertos en el campo médico lo notó con suficiente anticipación para rescatarlo. Mi ignorancia contribuyó a esto, porque confié en los expertos para cuidar de mi salud cuando la realidad era que su atención fue superficial. Para ellos, lo más probable es que yo solo fui un paciente más del día.

Sin embargo; para ti, ser conocedor de esta información podría significar la diferencia entre la salud y la enfermedad y en algunas ocasiones entre la vida y la muerte. No pretendo que sepas todo lo que está sucediendo con tu cuerpo, es casi imposible que conozcas todos los aspectos de cómo funciona tu cuerpo, pero un entendimiento básico, y poner en perspectiva lo que sucede podría ahorrarte muchos dolores de cabeza y frustraciones.

Un año antes de mi diagnóstico en 2013, había visto al especialista en gastroenterología (GI) quien me había pedido hacerme una colonoscopia.

Los resultados indicaron que tenía hemorroides. Recibí tratamiento para las hemorroides aunque no tenía ningún síntoma de hemorroides, como dolor, malestar, picazón, etc.

Recibí este tratamiento con instrucciones para obtener otra colonoscopia en cinco años. Sin embargo, un año después; fui a ver a otro médico gastrointestinal porque no estaba cómoda con el diagnóstico inicial de hemorroides ya que no había experimentado ninguno de los síntomas comunes relacionados con este problema.

Esta vez, el médico solicitó una sigmoidscopia. La prueba mostró que tenía cáncer de colon en etapa III. El médico me dijo que necesitaba una cirugía inmediata y también necesitaba consultar a un oncólogo para tratar el cáncer.

Busqué una segunda opinión para verificar el diagnóstico, después de confirmarlo, las recomendaciones fueron, radiación, cirugía y quimioterapia. Decidí someterme a radioterapia y cirugía para seguir las recomendaciones del médico, ya que en ese momento estos procedimientos eran las únicas opciones que conocía para tratar el cáncer.

Seguí el tratamiento de radiación y luego la cirugía basada en el miedo, en la falta de educación sobre tratamientos integrales menos invasivos, y porque no me di el tiempo para buscar otras recomendaciones pensé que debía aprovechar el tiempo y me precipite aceptando la cirugía y la radiación como parte del tratamiento para el cáncer sin pensar en las consecuencias.

Las recomendaciones de los médicos

El cáncer de colon en etapa III es un diagnóstico bastante preocupante, y de mi punto de vista no se podía tomar a la ligera, así que tuve radiación y cirugía según las recomendaciones del cirujano y del oncólogo, sin embargo, rechacé la quimioterapia. La quimioterapia se me prescribió como píldoras originalmente, pero decidí no seguir las órdenes del médico. Era algo que no cabía en mí pensar, tenía imágenes vívidas de personas que se sometían a un tratamiento de quimioterapia, yo simplemente no quería pasar por eso.

Recuerdo que cuando fui a ver al oncólogo a la mitad del tratamiento de radiación, él se molestó conmigo porque no había seguido sus órdenes de tomar las pastillas de quimioterapia. Continué con el tratamiento de radiación y, un par de meses después de terminarlo, me sometí a una cirugía, cirugía que originalmente se había programado como inmediata, pero tuvo que posponerse por aproximadamente tres meses para primero pasar por el proceso de la radiación. Después de la cirugía volví a ver al oncólogo, el parecía aún más molesto porque no había tomado las pastillas de quimioterapia prescritas.

Esta vez me prescribió quimioterapia mediante inyección.

Durante esta visita, al término de la consulta me pidió que concertara una cita con la recepcionista para que me colocaran un catéter en el pecho para recibir quimioterapia mediante inyección. Para ese momento, más de seis meses después del diagnóstico, ya había adquirido el conocimiento suficiente para tomar una decisión más informada, y no quería que mi cuerpo se sometiera a un procedimiento venenoso así que me negué a recibir quimioterapia.

Aprecio la medicina convencional porque tiene muchos beneficios, y sé que salva muchas vidas lo más probable es que esos médicos me recetaron lo que pensaron era el mejor tratamiento para mí. Sin embargo, mi decisión de rechazar la quimioterapia se basó en la información que había adquirido después de innumerables horas de lectura y búsqueda de mejores opciones para ayudar a mí cuerpo a currarse a sí mismo.

Con fe en DIOS, y en su poder infinito, y con un fuerte deseo de vivir, pude navegar por el proceso de curación del cáncer sin quimioterapia. Quería vivir porque amo la vida y sentí que mi misión en la vida aún no había terminado.

Tengo que admitir que la idea de recibir quimioterapia me aterrorizó. Comenzando por los efectos secundarios devastadores que había leído y memorias que tenia de familiares y o amigos que habían sido tratados con quimioterapia. También durante mis visitas constantes a consultorios médicos y clínicas, había visto pacientes con cáncer y fue desgarrador ver la evidencia del impacto negativo de la quimioterapia en su apariencia general.

Por si eso fuera poco, era extremadamente doloroso imaginar que mi familia pasaría por todo el sufrimiento junto a mí si decidiera aceptar la quimioterapia como una de las opciones de tratamiento. Esas fueron las razones principales por las que rechacé la quimioterapia. Sabía que me iba a enfermar más de lo que estaba. Ahora sé que fue la mejor decisión que pude haber tomado.

Los efectos secundarios de la quimioterapia son devastadores y, aunque es muy probable que algunos tipos de quimioterapia sean efectivos con ciertos tipos de cáncer, también es cierto que la quimioterapia no distingue entre células buenas y malas. Las mata de forma indiscriminada, dejando el cuerpo susceptible a otras infecciones y efectos secundarios devastadores. No solo eso; la quimioterapia mata las células secundarias del cáncer pero no las células madres quienes adquieren más fuerza y cuando regresan el cáncer es aún más agresivo.

Mejores herramientas

Uno de los primeros libros que leí sobre la curación del cáncer fue Venciendo al Cáncer con Nutrición (Beating Cancer with Nutrition) por el Dr. Patrick Quillin. Este libro me ayudó a ver una luz en mi oscuridad. Después de leerlo volverlo a leer, me di cuenta de que había esperanzas para mí. Es por eso que te invito crear tu propio criterio y tomes medidas decisivas porque la investigación te dará la información necesaria para sanar tu cuerpo, pero tomar acción te dará el resultado que buscas.

Recuerda, si sigues haciendo lo que estás haciendo, seguirás recibiendo lo que estás recibiendo ahora, no acción, no cambio.

Hay varios libros excelentes sobre nutrición. Algunos de ellos se enfocan en la nutrición en general; otros enfatizan la importancia de dietas particulares como, terapia de Herson, dieta paleo, alimentos que no necesitan cocinarse, etc. Otros libros se enfocan en el tipo de sangre de una persona para sugerir el tipo de alimento adecuado para ellos. Tu mejor apuesta es escuchar tus instintos, a tu cuerpo y confiar en ellos y en el profesional de la salud de tu elección.

Entre todos los libros que leí, recuerdo vívidamente un pasaje del libro de Bueno a Excelente (Good to Great de Jim Collins}. Se trataba de Darwin Smith y su fuerza para derrotar todas las probabilidades que tenia de sobrevivir en su contra para sobrevivir el cáncer. El continuó viviendo por veinticinco años más después de ser diagnosticado con cáncer de nariz y garganta en etapa terminal.

Los médicos habían predicho que tenía menos de un año para vivir. El aprendizaje que había adquirido más ese pasaje del libro me trajo una imagen vívida de mi propia experiencia de cáncer y me ayudo a confiar en la posibilidad de curarme sin necesidad de utilizar quimioterapia.

Después de un corto período de tiempo de pasar por las turbulentas emociones de ira, frustración, tristeza y desesperación, etc. decidí enfrentar el cáncer sin quimioterapia, y lo logre. Es tan extraño cómo funciona la mente al nivel del subconsciente. Una vez que escuchas algo y si lo crees firmemente, generalmente sucede. Es por eso que cuando un oncólogo le dice a un paciente de cáncer que tiene X tiempo de vida, por lo general le acierta.

Ningún ser humano, ya sea un médico o cualquier otra persona, tiene el poder y la certeza de saber cuánto tiempo te queda para vivir o qué hacer al respecto.

Desafortunadamente, la mayoría de las veces, el pronóstico de la esperanza de vida dado por los médicos a los pacientes con cáncer es bastante exacto. No es porque los médicos saben cuándo morirá un paciente, eso solo Dios lo sabe.

Según la literatura, la mayoría de los cánceres toman de meses a años antes del diagnóstico, especialmente si este se diagnostica con los métodos convencionales, y a sabiendas que el cáncer por lo general no da señales tempranas. Durante esos años antes del diagnóstico, la mayoría de los pacientes con cáncer, estábamos viviendo una vida "normal".

Sin embargo, tan pronto como recibimos el diagnóstico de cáncer, la perspectiva de vida cambia. Tu apariencia parece diferente comparado con el día anterior al diagnóstico.

Entiendo tus luchas, como guerrero del cáncer, sé por lo que debes pasar porque yo estuve ahí. El punto es que tu mente tiene mucho que ver con cómo lidias con esta enfermedad. Es tu responsabilidad aceptar o rechazar la sentencia de muerte.

Poco después de formarme un criterio solido sobre el cáncer y las vastas posibilidades de combatirlo sin el tratamiento estándar que incluye la quimioterapia, mi perspectiva sobre el cáncer cambió por completo. Sabía que había formas menos invasivas y más efectivas para tratar el cáncer. Decidí tomar el control de mi salud y bienestar en lugar de entregárselo a los médicos.

Nuevamente, ¿te das cuenta de las opciones que tienes?, infórmate sobre los métodos disponibles para ayudar a tu cuerpo a recuperar el bienestar y tomar medidas adecuadas hacia la recuperación.

La conciencia, la educación y la acción son esenciales, sin acción, no irás muy lejos. Brendon Burchard, Autor Estadounidense y orador motivacional tiene un dicho que siempre resuena conmigo: "el sentido común no siempre es una práctica común" y esto es muy cierto para muchos aspectos de tu vida, podrás tener todo el conocimiento de este mundo, pero si no tomas acción, entonces el conocimiento es infructífero.

Si ya tienes conocimiento, sobre tu condición médica, es de sentido común que debes actuar para comenzar a obtener beneficios asociados con dicho entendimiento. Admito que un cambio puede ser difícil, por lo tanto, si es necesario, comenzar lentamente, comienza a hacer cambios pequeños pero significativos en tu vida. Cada paso cuenta.

Por ejemplo, si no haces ejercicio, comienza a caminar de diez a veinte minutos al día durante tres días de la semana. Se dice que toma aproximadamente veintiún días cambiar un hábito. Si tienes la costumbre de ver la televisión o pasar tiempo en otras actividades sin importancia, cámbialo por un hábito más gratificante, como hacer ejercicio, este traerá muchos beneficios a tu salud en general.

Estarás más flexible, tu sistema digestivo funcionaría mejor, tu circulación mejorara, tu cerebro y tu cuerpo en general se oxigenaran mejor, etc.

Si estás acostumbrado a tomar bebidas azucaradas, comienza por reducir la cantidad de esas bebidas y sustitúyelas por agua. Pronto comenzarás a notar los resultados, y esos resultados te motivarán a continuar.

Yo tuve que tomar fortaleza de la debilidad, la desesperación, el dolor, la frustración y tomar así una postura por mi salud. En el momento de escribir este libro, ya han pasado más de cinco años desde la cirugía y no tengo cáncer. Debo admitir que tener cáncer fue un punto de inflexión en mi vida. Fue un punto que me recordó lo frágil que puede ser la vida y que tan importante es prestar atención a lo que es más valioso. Me enseñó a ser más consciente de lo que hago y cómo lo hago porque el reloj no para y la vida se va en un abrir y cerrar de ojos.

El cáncer también me dio una lección para apreciar más la vida. Eso no quiere decir que me alegra haber pasado por esta experiencia porque el día que me enteré fue un día horrible en mi vida. Sin embargo, si no fuera por el cáncer, no estaría donde estoy ahora, tratando de ayudar a los demás y viviendo una vida plena y agradecida con Dios por la oportunidad de aprender algo nuevo y de seguir viviendo.

Ese desafío en mi vida me dio la oportunidad de aprender acerca de lo importante que es cuidar nuestro cuerpo y lo importante que es crear conciencia en otros padres de familia para que puedan cultivar buenos hábitos alimenticios en sus hijos. Todos hemos escuchado la famosa declaración: "tú eres lo que comes".

La mayoría de nuestros hábitos alimenticios provienen de la infancia. No es de extrañar que los miembros de la misma familia a menudo tengan las mismas enfermedades. Todos los miembros están comiendo el mismo tipo de comida y viviendo en los mismos entornos emocionales. Según los expertos solo aproximadamente 10% de los cánceres son hereditarios.

Entonces, no hay razón para culpar a los genes cuando varios miembros de la misma familia contraen cáncer. Se debe usar el sentido común cuando escuches a tu médico decir que tienes cáncer porque tu madre o tu padre tuvieron cáncer. Lo más probable es que lo hayas adquirido porque imitaste su estilo de vida, compartiste el mismo ambiente toxico, o por otra razón y no por sus genes.

Tú decides

Dios me estaba dando una segunda oportunidad para enfrentar el cáncer. Estoy aquí en una pieza y creo firmemente que mi propósito en la vida es ayudar a los demás de una manera más global. Es mi humilde deseo que este libro te inspire a informarte más sobre tus opciones para recuperar tu bienestar en lugar de simplemente sucumbir a las órdenes de los médicos.

Esto se aplica a todas las condiciones de salud, no solo al cáncer. Realmente necesitas educarte sobre tu condición médica independientemente de cual sea, recopilar datos, investigar, pedir diferentes opiniones y escuchar a tu cuerpo en lugar de seguir ciegamente lo que tu médico te dice.

Este es un poder que necesitas ejercitar. A menudo, los medicamentos recetados producen más efectos secundarios adversos comparado con el bien que hacen a tu cuerpo. Es tu responsabilidad tener una amplia comprensión de lo que estás poniendo en tu cuerpo.

¿Has escuchado en comerciales de televisión cuando publicitan medicamentos específicos para enfermedades como la diabetes, el colesterol, la alta presión etc.? Mencionan una larga lista de efectos secundarios adversos que suenan peores que los beneficios deseados; la moraleja es que debes buscar formas alternativas e integrales para curar tu cuerpo utilizando métodos menos agresivos.

Estoy muy agradecida por el hecho de que tuve la oportunidad de aprender mucho sobre el cáncer. El cáncer era un tema que me estresaba enormemente porque para mí significaba la muerte. Ahora estoy totalmente convencida de que el cáncer es como cualquier otra enfermedad, que podría prevenirse, tratarse o revertirse.

Cuando me diagnosticaron con cáncer en 2013, me di cuenta de que mi vida consistía en vivir en una misma rutina, y hacer las mismas cosas todos los días. Seguí las mismas rutinas en el trabajo, en casa, con mi familia y amigos. Di por sentado que mi cuerpo debería estar funcionando bien, pero de repente, estaba allí, diagnosticada con cáncer.

Reflexioné sobre mis casi cincuenta años de vida y me sorprendió lo rápido que habían pasado. En ese momento, me di cuenta de que había estado viviendo mi vida en auto piloto y no había notado que esta estaba pasando rápidamente.

No estaba viviendo en el momento; o vivía en el pasado y me lamentaba de lo que había hecho o dejado de hacer, o me preocupaba por el futuro y los eventos que tal vez nunca ocurrirían. El diagnóstico de cáncer y el proceso de curación me dieron la oportunidad de ver la vida desde otra perspectiva.

He aprendido a apreciar cada momento de mi vida y soy más consciente de lo importante que es equilibrar el trabajo, la vida personal, la vida profesional y, lo que es más importante, la vida familiar.

Estoy aquí con mucha entereza y con la esperanza de servirte de cualquier manera posible, compartiendo mis luchas y éxitos a través del cáncer, una de las enfermedades más aterradoras de la sociedad moderna.

¿Cómo puedes saber si tienes cáncer?

Muchos de ustedes probablemente han escuchado que el cáncer es silencioso. Eso es muy probable en la mayoría de los casos. Lo importante aquí es no abrir la puerta para que el cáncer comience en tu cuerpo. La prevención es muy importante. Antes de comenzar con las pruebas de detección de cáncer y las evaluaciones de detección, permíteme mencionar algunas acciones que podrías tomar para prevenir casi cualquier enfermedad.

En primer lugar, descansar lo suficiente. Tómate un tiempo durante el día para descansar tu cuerpo y tu mente, cinco minutos de meditación te ayudaran a poner tus pensamientos en orden.

Come alimentos nutritivos. Comida nutritiva significa comida real, comida entera, comida que proviene de la tierra en forma natural, y no procesada. Para ayudarte con esto, visita la sección de productos frescos del supermercado en lugar de los pasillos donde típicamente encontraras comidas procesadas.

En la sesión de frutas y verduras encontrarás que hay casi todo tipo y variedad de este tipo de comida. Convierte en un hábito comer muchos de ellos todos los días. Si tienes hijos, esta es una gran inversión en su salud. A medida que modelas hábitos alimenticios saludables, les enseñas a comer más sano y así ellos crearan hábitos que perdurara cuando ellos crezcan y formen su propia familia.

Beber agua limpia es otra forma de darle a tu cuerpo lo que necesita para funcionar correctamente. Sé que probablemente pienses que es más fácil decirlo que hacerlo, pero cuando todos estas prácticas se convierten en un hábito, es mucho más fácil incorporarlos en tu vida diaria. Ampliaré todos esos temas en capítulos posteriores

Hay varias pruebas de detección de cáncer que puedes pedirle a tu médico durante las visitas regulares. Sin embargo, ten en cuenta que por ejemplo la mayoría de los médicos ordenarán una mamografía para detectar el cáncer de mama en lugar de una ecografía, que es menos invasiva, menos costosa y más precisa.

La otra opción que tienes para detectar cáncer de mama es una termografía. También existe el peligro de las mamografías causen cáncer debido a la radiación que utilizan y aunque lo primero que escucharas es decir a los médicos o enfermeras que es tan poca la radiación que se utiliza que es inofensiva, cuando tomas en cuenta que ya llevas 20 años o más recibiendo radiación ya no es tan poquita, la radiación causa cáncer. Entonces ten en cuenta que con la evolución de la ciencia y la tecnología hay muchos métodos menos invasivos y más efectivos de detectar el cáncer de mama y otros.

¿Cómo se diagnostica el cáncer?

El cáncer es conocido como el asesino silencioso porque muy a menudo los síntomas no están presentes hasta las etapas posteriores. En mi caso, el cáncer se descubrió en la etapa III y probablemente habría pasado desapercibido durante algunos años más si no hubiera dudado del diagnóstico inicial cuando el doctor me dijo que solo eran hemorroides y no hubiese buscado una segunda opinión.

Cuando me diagnosticaron cáncer de colon, el año anterior ya me habían realizado una colonoscopia arrojando un resultado "normal". Yo pensaría que una vez que te hayan practicado un estudio de este tipo, podrías confiar en el resultado y no preocuparte por ello durante los próximos cinco a diez años. No en mi caso.

Mi médico, especialista gastrointestinal me recomendó que repitiera la colonoscopia en cinco años, pero esperar tanto tiempo podría haber sido fatal para mí porque el primer diagnóstico fue erróneo, así que haber dudado del diagnóstico inicial y prestar atención a lo que mi cuerpo me estaba diciendo fue decisivo.

¿Qué sigue? Bueno, comencemos por no asustarnos y comenzar a pedir exámenes y pruebas innecesarios. Tienes que informarte antes de entrar en un frenesí sobre detección de cáncer. Debes analizar la situación y decidir caso por caso. Por ejemplo, si eres mujer y regularmente te realizas una prueba de Papanicolaou y los resultados son normales, no es necesario que te realice una ecografía vaginal. Si el resultado de una termografía es normal, lo más probable es que no necesite una mamografía, y lo mismo se aplica a otras pruebas de detección como la próstata, los marcadores tumorales, etc.

Dicho esto, algunas decisiones deben tomarse en base a cada caso. Incluso si los resultados de las pruebas son normales, pero no te sientes bien, o si tienes dudas sobre los resultados, como en mi caso, para una mayor tranquilidad, haz un seguimiento tan pronto como sea posible. Recuerda, generalmente siempre hay un margen para un falso positivo y un falso negativo, lo que significa que algunas pruebas puedes resultar positivas y ser negativas y viceversa.

Es importante escuchar a tu cuerpo porque nadie conoce tu cuerpo mejor que tú.

A continuación, resaltaré algunos exámenes y pruebas de detección de diferentes tipos de cáncer. Ten en cuenta que la lista no es exhaustiva. Asegúrate de estar bien informado antes de tomar cualquier decisión para obtener una mayor precisión.

Según la asociación americana del cáncer incluyen las pruebas comunes de **cáncer de colon**:

Pruebas basadas en heces fecales para cáncer de colon Prueba inmune-química fecal anual (FIT)Prueba anual de sangre oculta en materia fecal basada en guayacol (gFOBT) Prueba de ADN en heces con múltiples objetivos (MT-sADN) cada 3 años.
Exámenes visuales (estructurales) del colon y recto
Colonoscopia cada 10 años, o
Colonografía por TC (colonoscopia virtual) cada 5 años.
Sigmoidoscopia flexible cada 5 años.

Cáncer endometrial

La asociación americana del cáncer recomienda que, en el momento de la menopausia, todas las mujeres deberán recibir información sobre los riesgos y los síntomas del cáncer de endometrio. Observa si hay síntomas, como manchas o sangrado inusuales que no estén relacionados con los períodos menstruales, e infórmale de inmediato a un proveedor de atención médica.

La prueba de Papanicolaou es muy buena para detectar el cáncer de cuello uterino, pero no es una prueba para el cáncer de endometrio.

Cáncer de cuello uterino

El cáncer cervical puede afectar a cualquier mujer que sea o haya sido sexualmente activa. Ocurre también en mujeres que han tenido el virus del papiloma humano (VPH). Este virus se transmite durante el sexo. El cáncer Cervical también es más probable en mujeres que fuman, tienen VIH o SIDA, tienen mala nutrición y no se realizan pruebas de Papanicolaou regularmente.

Las pruebas de cáncer cervical deben comenzar a la edad de 21 años. Las mujeres menores de 21 años no deben realizarse pruebas.

Mujeres entre las edades de 21 y 29 deben hacerse una prueba de Papanicolaou cada 3 años. También hay una prueba llamada la prueba del VPH. La prueba de VPH no se debe usar en este grupo de edad a menos que se necesite después de un resultado anormal de la prueba de Papanicolaou.

Las mujeres entre las edades de 30 y 65 años deben realizarse una prueba de Papanicolaou más una prueba de VPH (llamada "prueba conjunta") cada 5 años. Este es el enfoque preferido, pero está bien hacerse una prueba de Papanicolaou solo cada 3 años.

Las mujeres mayores de 65 años que hayan tenido pruebas regulares de cáncer cervical en los últimos 10 años con resultados normales no deben ser examinadas para el cáncer cervical. Una vez que se detiene la prueba, no debe iniciarse de nuevo. Las mujeres con antecedentes de pre cáncer cervical grave deben continuar sometiéndose a las pruebas durante al menos 20 años después de ese diagnóstico, incluso si las pruebas continúan después de los 65 años.

Una mujer que se haya sometido a una histerectomía total (extirpación de su útero y su cuello uterino) por razones no relacionadas con el cáncer cervical y que no tenga antecedentes de cáncer cervical o pre cáncer grave no debe ser examinada.

Una mujer que haya sido vacunada contra el VPH todavía debe seguir el procedimiento de detección.

Cáncer testicular

Este cáncer poco común se desarrolla en los testículos de un hombre, las glándulas reproductoras que producen esperma. La mayoría de los casos ocurren entre edades 20 y 54. La sociedad Americana de Cáncer recomienda que todos los hombres se realicen un examen testicular cuando consulten a un médico para un examen físico de rutina, además también se recomienda que se auto examinen y acudan inmediatamente al médico si detectan cualquier anomalía.

Los hombres con mayor riesgo (antecedentes familiares o un testículo no descendido) deben hablar con un médico acerca de exámenes de detección adicionales. Algunos médicos recomiendan realizar autoexámenes regulares, detectar con suavidad bultos duros, bultos lisos o cambios en el tamaño o la forma de los testículos.

Cáncer de mama

En el documental de Global Quest (búsqueda gobal) 2015, Ty Bollinger y algunos expertos promovieron el uso de diferentes tecnologías para detectar el cáncer, incluida la termografía, como una forma más segura de detectar el cáncer de mama que la mamografía. Hay muchas maneras así como tecnología moderna que puede detectar el cáncer cuando tiene el tamaño de una cabeza de alfiler en lugar de esperar hasta que tenga el tamaño de un bulto que se pueda detectar en una radiografía o en una mamografía.

Existen análisis de sangre específicos, como el perfil del cáncer que mide las hormonas HCG y la PHI que es una hormona maligna, la enzima TK1, la prueba ONCOblot® que también puede determinar el cáncer cuando es del tamaño de una cabeza de alfiler en el cuerpo. Esa es la verdadera prevención.

Si puedes mantenerte al tanto de tu bienestar mediante el monitoreo, y no solo adivinando sobre tu salud, sino asegurándote de que estás yendo en la dirección correcta, no hay razón para temer al cáncer.

La termografía, por ejemplo, puede leer los cambios fisiológicos que están ocurriendo en el cuerpo y así poder detectar células malignas mucho antes de que se crean los tumores; no hay radiación ionizante en la termografía, por lo que puede hacerse una sola vez o con la frecuencia que uno quiera.

Todos los cánceres pasan por un proceso llamado neo angiogénesis, que es un nuevo crecimiento de vasos sanguíneos. Debido a que los cánceres crecen más rápido que el tejido sano que los rodea, tienden a tener su propio suministro de sangre discreto una vez que tengan un par de años. La mayoría de los cánceres de mama son de crecimiento lento. Alcanzar el tamaño de un tumor lleva entre ocho y diez años. Por lo tanto, la termografía puede detectarlos en el primer o segundo año cuando apenas están obteniendo ese nuevo suministro de vasos sanguíneos y los vasos sanguíneos están tibios.

La mamografía tiene aproximadamente dos tercios de precisión al encontrarlos cuando son del tamaño de un chícharo, pero para entonces ya tienen aproximadamente ocho años.

Hay varias formas de detectar el cáncer. Como puedes darte cuenta algunas de ellas son menos invasivas y dolorosos que otras. Desafortunadamente, algunas evaluaciones no están cubiertas por el seguro de salud, pero un pago de bolsillo podría valer la pena para ahorrarte mucho más a largo plazo.

Cologuard está indicado para evaluar a adultos de ambos sexos, que tienen cincuenta años o más, y que tienen un riesgo promedio típico de cáncer colorrectal (CCR).

Esta prueba, junto con una prueba de sangre, serían las primeras opciones para mí antes de una colonoscopia, que es invasiva y tiene un alto riesgo de provocar efectos secundarios adversos, como ruptura del colon o contaminación con otras enfermedades como el HIV.

Cologuard no es para todos; no es para personas de alto riesgo, incluidas aquellas personas con antecedentes familiares o personales de cáncer colorrectal o Adenoma avanzado, y ciertos síndromes hereditarios positivos

Los resultados de Cologuard positivos deben ser referidos para una colonoscopia de diagnóstico. Un resultado negativo de la prueba Cologuard no garantiza la ausencia de cáncer o adenoma avanzado. Tras un resultado negativo, los pacientes deben continuar participando en un programa de detección a intervalos indicados por un método apropiado para el paciente individual (Cologuard, 2017).

Biopsias líquidas y otras pruebas de detección temprana

La autora, enfermera registrada y sobreviviente de cáncer Jenny Hrbacek quien fue oradora en el documental (The Truth About Cáncer: una búsqueda global) recientemente habló sobre las pruebas de detección temprana del cáncer. La Sra. Hrbacek es quizás la autoridad principal en la detección temprana del cáncer, este es un tema importante de su libro ¡Libre de cáncer! ¿Estás seguro? La Sra. Hrbacek dijo que dos de las pruebas de detección temprana más prometedoras son las llamadas biopsias líquidas. Estas son pruebas no invasivas que requieren solo una gota de sangre y pruebas de la presencia de la proteína Enox2, una proteína que sólo se produce en la superficie de las células cancerosas.

De acuerdo a la señora Hrbacek, ENOX2 es nueva prueba desarrollada por el Dr. Richard Davis y su compañía QuickLab en Clearwater, Florida; la prueba del Dr. Davis detecta si tienes ENOX2 o no. Proteínas que circulan en tu sangre cuánto tienes cáncer. Los resultados de la prueba toman solo 24-48 horas y la prueba es relativamente barata.

Sin embargo, tendrás que trabajar con un médico que ordena el kit de prueba de QuickLab.

Un punto interesante es que el Dr. Davis se inspiró para crear la prueba debido a su propia experiencia con el cáncer.

Hace unos años, a la señora Hrbacek se le diagnosticó cáncer de hígado y linfático en etapa IV y se curó usando solo medicamentos naturales y métodos alternativos. Quería una prueba que pudiera usarse para determinar cómo funcionaban sus tratamientos, también como una prueba de detección que podría usarse proactivamente como parte de un examen físico anual.

Hay varias pruebas de cáncer y o exámenes de detección disponibles para ti. Tu profesional de la salud probablemente te recomendará algunas en particular. Debes informarte sobre la prueba específica necesaria para tu afección particular.

> *"Muchas personas gastan su salud ganando riqueza,*
> *y luego tienen que gastarla para recuperar su salud".*
> —*A.J Reb Materi*

Cuando se trata de pagar por una prueba de detección o pagar un dólar más por alimentos orgánicos, me siento segura de que invertir en mi bienestar es la mejor inversión que puedo hacer en la vida, para mi propia vida.

En resumen

Haz todo lo posible para prevenir el cáncer o cualquier otra afección degenerativa crónica. Para hacerlo, asegúrate de comer alimentos nutritivos, como frutas y verduras ricas y densas, beber suficiente agua limpia, respirar profundamente, descansar, relajarse y hacer ejercicio.

Si te diagnostican cáncer, no te apresures al tratamiento. Recuerda que la mayoría de los cánceres son de crecimiento lento. Hazle un favor a tu cuerpo y obtén más información sobre tu condición.

Si la mayoría de los cánceres necesitan aproximadamente cinco años para desarrollarse, no es necesario que ingreses al tratamiento de inmediato, recuerda la decisión es tuya.

Identifica los mejores exámenes o pruebas de detección de cáncer para tu tipo de cáncer. Existen múltiples opciones, así que decide cuál se adapta mejor a tu condición. Escucha a tu cuerpo, a DIOS, o a quien quieras, y no sucumbas al tratamiento estándar contra el cáncer sin tomar una decisión informada sobre todas las opciones que tienes disponibles.

Recuerda que tienes el poder en tus manos. Es tu cuerpo y una vez tomada una decisión, tendrás que enfrentar las consecuencias ya sean negativas o positivas.

CAPITULO TRES
EL TRATAMIENTO ESTÁNDAR:
CIRUGÍA, QUIMIOTERAPIA Y RADIACIÓN

El día que me diagnosticaron cáncer, mi médico me refirió con el cirujano y al oncólogo, asumiendo que no había otras opciones de tratamiento. Una vez que tienes cáncer, la mayoría de los doctores, prescriben el tratamiento de talla única, nada es individualizado.

Tanto la radiación como la cirugía tuvieron un efecto terrible en mi cuerpo y tuve que luchar contra esos efectos secundarios durante un par de años antes de poder volver a mi vida "normal". Aunque algunas consecuencias son para siempre.

Hasta el día de hoy sigo experimentando algunos de los efectos secundarios tanto de la cirugía como de la radiación. Probablemente los tendré por el resto de mi vida.

Estoy agradecida porque podría haber sido peor si hubiera aceptado el tratamiento de la quimioterapia. Le agradezco a Dios que me dio la sabiduría para defender mi salud y rechazar la quimioterapia.

La quimioterapia destruye tu ejército de defensas, destruye tu sistema inmunológico. No solo eso, causa cánceres secundarios en el cuerpo. Hace más resistentes las células madre del cáncer, y causa una gran cantidad de daños al cuerpo que pueden durar posiblemente toda la vida.

Algunos daños colaterales de la quimioterapia incluyen daño cerebral, hasta pérdida auditiva, neuropatía con pérdida del sensibilidad de sus manos y pies, daño renal y vesical, daño óseo, daño cardíaco, daño pulmonar. (The Truth About Cáncer: una búsqueda global)

Cuando el médico escribió la receta y me pidió que fuera a la recepción para programar el tratamiento de quimioterapia, ya había adquirido el conocimiento suficiente para entender lo que la quimioterapia le haría a mi cuerpo. Mi sistema inmunológico iba a colapsar, me volvería anémica y perdería peso. Ya era una persona delgada y había perdido cerca de treinta libras durante el tratamiento de radiación y la cirugía. Solo podía imaginar cómo me vería y sentiría si tuviera que perder más peso. Fue una verdadera lucha para mí superar la cirugía y la radiación, y no había forma de que me sometiera a quimioterapia.

Hace 50 o 60 años no sabíamos el papel tan importante que jugaba el sistema inmunológico en nuestro cuerpo, lo sabemos hoy porque contamos con la tecnología para medirlo e identificarlo.

Por lo tanto, en esta época de la tecnología, una persona puede encontrar y navegar en un sinfín de sitios con amplia y confiable información en artículos médicos.

Puedes encontrar más informes que salen en los programas de noticias, y de investigación que hablan sobre avances en la inmunoterapia, y cómo se está aprovechando el sistema inmunológico para detectar el cáncer y aniquilarlo de una manera muy específica, en lugar de estar envenenamiento el cuerpo con quimio y radiación. Para vencer al cáncer, se necesita un sistema inmune fuerte y sano.

El sistema inmunológico es la clave para combatir el cáncer y para mantener la buena salud en general. Uno de los datos interesantes que tiene que ver con la quimioterapia es que destruye totalmente las células buenas o malas y destruye el sistema inmunológico.

¿Alguna vez has oído hablar de esta cita: "Entra basura, sale basura" por George Fuechsel?

Al envenenar mi cuerpo con quimioterapia, el resultado sería devastador.

Dediqué un sinnúmero de horas investigando opciones alternativas a la quimioterapia y, afortunadamente, encontré varias de ellas. Sin embargo, aprendí que en la medicina alternativa no existe un enfoque único para todos porque no todos los canceres son iguales y porque las personas son únicas en muchos aspecto, yo utilicé varios enfoques, la mayoría de los que menciono en este libro y más.

Entre esos enfoques, consulté con el centro Biomédico en Tijuana México.

También seguí el protocolo de la Dra. Johanna Budwig, (1908 - 2003), quien fue una reconocida bioquímica Alemana quien en 1951 creo su receta de requesón y aceite de linaza para curar muchas enfermedades degenerativas incluyendo el cáncer, método que explicaré en un capítulo posterior.

Tomé algunos suplementos como vitamina D3, magnesio, yodo, prebióticos, enzimas digestivas, utilicé aceites esenciales, como frakinsen, lavada, romero, tomé té essiac, cambié mi nutrición y mucho más.

El tratamiento estándar recomendado para muchos tipos de cáncer, como la mayoría de ustedes probablemente sabe, es una ronda completa (o muchas rondas) de radiación, quimioterapia, y cirugía.

El orden de estos tratamientos puede variar de un paciente a otro dependiendo del diagnóstico específico.

Yo primero recibí radiación y luego cirugía, pero me negué a recibir quimioterapia.

Si has pasado por el tratamiento estándar, no te preocupes, siempre hay esperanza para aquellos pacientes que ya han pasado por la radiación, la cirugía y o la quimioterapia.

En más de una ocasión tuve la oportunidad de hablar con algunos pacientes en la clínica Biomédica en Tijuana, México, a quienes ya se les había dicho que no había nada más que hacer por ellos en el hospital de su lugar de origen.

Ellos no aceptaron eso como una respuesta definitiva y buscaron otras opciones de curación alternas y como te puedes dar cuenta aún estaban ahí para contar su historia.

Radiación

El oncólogo ordenó veinticinco rondas de radiación para mi tratamiento, durante un período de aproximadamente cinco semanas. Aprendí que los efectos secundarios eran en su mayoría ardor, fatiga extrema y picazón al orinar y comezón en la zona irradiada. Tenía muchas dudas al respecto, pero mi ignorancia y mi temor a equivocarme me llevaron a cumplir con las órdenes del médico.

Recuerdo que era mi cumpleaños cuando tuve la primera cita para prepararme para el tratamiento de radiación. Fue la peor manera de celebrar mi cumpleaños.

El oncólogo dijo que la radioterapia reduciría el tamaño del tumor y haría que la cirugía fuera más exitosa. Aparentemente, las veinticinco sesiones de radiación ayudaron a reducir el tumor a aproximadamente la mitad de su tamaño.

En mi ignorancia, yo esperaba que el tratamiento redujera el tumor lo suficiente como para no necesitar cirugía, pero eso no sucedió. Pasar por la radioterapia no fue un gran problema al principio, porque el tratamiento en sí no es doloroso. Pude pasar la primera o segunda semana sin síntomas o efectos aparentes.

Sin embargo, durante las siguientes semanas, comencé a sentir una fatiga tremenda y una sensación de ardor en la área irradiada y sus alrededores y un cansancio que no es común. Básicamente estaba en la cama la mayor parte del día debido a la fatiga excesiva y al cansancio; Mi piel en el área radiada y sus alrededores se tornaron de un color oscuro. Afortunadamente, la mayoría de los síntomas superficiales desaparecieron unas pocas semanas después del tratamiento.

Según el Instituto Nacional del Cáncer, la radiación (también llamada radioterapia) es un tratamiento para el cáncer que utiliza altas dosis de radiación para matar las células cancerosas y reducir los tumores. La radiación externa proviene de un dispositivo que dirige la radiación a tu cáncer. El dispositivo es grande y puede ser ruidoso. No te toca, pero puede moverse a tu alrededor, enviando radiación a una parte de tu cuerpo desde muchas direcciones.

La radiación externa se usa para el tratamiento local, lo que significa que trata una parte específica de tu cuerpo. Por ejemplo, si tiene cáncer en el pulmón, recibirá radiación solo en el pecho, no en todo el cuerpo. La radioterapia puede administrarse antes, durante o después de otros tratamientos supuestamente para mejorar las posibilidades de que el tratamiento funcione.

El modo en que se administra la radioterapia depende del tipo de cáncer que se está tratando y si el objetivo de la radioterapia es tratar el cáncer o aliviar los síntomas.

La radiación no solo mata o detiene el crecimiento de las células cancerosas, sino que también puede afectar a las células sanas cercanas. El daño a las células sanas puede causar efectos secundarios a tu cuerpo.

Muchas personas que reciben radioterapia sufren de fatiga. Puede suceder inmediatamente o aparecer lentamente. Las personas sienten fatiga en diferentes grados y tú puedes sentir más o menos fatiga que otra persona que recibe la misma cantidad de radioterapia en la misma parte del cuerpo.

Este es sólo uno de los síntomas; También hay angustia emocional con la hay que lidiar.

Según ("Medicina Integrativa", 2018), otros riesgos asociados con la radiación incluyen la caries dental, un mayor riesgo de otros cánceres y cataratas.

Otro riesgo es la disminución del funcionamiento de la tiroides. Este término medico se llama hipotiroidismo y puede causar aumento de peso, depresión y muchos otros síntomas debilitantes.

Una vez que se completó el tratamiento de radiación, fui a ver al cirujano y él dijo que todavía necesitaba cirugía como se había anticipado anteriormente. Tuve que esperar aproximadamente dos meses después de la radioterapia antes de poder someterme a una cirugía. Esto fue para permitir que mi colon dañado por la radiación sanara un poco antes del siguiente procedimiento, que fue una cirugía.

La cirugía eliminó los crecimientos cancerosos, pero también causó una enorme cantidad de estrés en mi cuerpo. En realidad tuve que someterme a dos cirugías, porque durante la primera cirugía me hicieron una ileostomía y cuatro meses después tuve cirugía para retirarme la ileostomía.

Quimioterapia

La quimioterapia contiene sustancias químicas poderosas que en realidad son malas para los humanos. Las toxinas que se usan para matar las células cancerosas también matan las células sanas del cuerpo y pueden causar daño a los órganos. Esto hace que la recuperación de un tratamiento de quimioterapia sea extremadamente difícil.

Además, la misma sustancia que destruye las células cancerosas contiene sustancias químicas que causan cáncer. La quimioterapia en realidad puede inducir nuevos cánceres. Según un estudio publicado en la edición de 2004 de la revista (Clinical Oncology), el noventa y siete por ciento de las personas que se sometieron a quimioterapia murieron en cinco años. De acuerdo a este estudio, los números solo han empeorado desde 2004.

Es muy cierto que la quimioterapia destruye las células cancerosas, pero el problema es que también destruye las células sanas. Deja tu cuerpo indefenso y propenso a consecuencias como insuficiencia hepática, insuficiencia renal, neumonía e infecciones.

Y otra vez; ¿Por qué intentarías matar un ratón en tu garaje lanzando una granada en el garaje? Es cierto que matarás el roedor, pero también destruirás el garaje. ¿Por qué le harías eso a tu cuerpo en primer lugar? Uno de los grandes problemas con la quimioterapia es que no destruye las células madre tumorales. Solo mata las células hijas, por lo que frecuentemente el cáncer regresa y, a menudo, regresa de una manera más agresiva.

Cuando el oncólogo intento convencerme sobre el uso de la quimioterapia y me la recetó por segunda vez, yo ya había adquirido el conocimiento necesario para decidir que no iba a pasar por ese tratamiento tan invasivo y destructor. No había manera de que fuera a someter a mi cuerpo a ese tipo de estrés y envenenarlo aún más. La radiación ya había hecho su daño no necesitaba agregar aún más con la quimioterapia.

Hay varias razones para decir no la quimioterapia como tratamiento para el cáncer, siendo la principal que no cura el cáncer. Mata las células cancerosas, pero no discrimina entre las células sanas y las células malignas. Mata las células indiscriminadamente.

En resumen

El tratamiento estándar, de cirugía, radiación y quimioterapia no curan el cáncer necesariamente, hay casos cuando la cirugía pudiese ser necesaria como en el evento de una obstrucción, y otros muy específicos, he sabido de varias personas que con tan solo una cirugía han logrado salir adelante después de atravesar por el proceso del cáncer.

La quimioterapia destruye tu ejército de defensas, destruye tu sistema inmunológico. No solo eso, causa cánceres secundarios en el cuerpo. Hace más resistentes las células madre del cáncer, y causa una gran cantidad de daños al cuerpo que pueden durar posiblemente toda la vida.

El modo en que se administra la radioterapia depende del tipo de cáncer que se está tratando y si el objetivo de la radioterapia es tratar el cáncer o aliviar los síntomas.

La radiación no solo mata o detiene el crecimiento de las células cancerosas, sino que también puede afectar a las células sanas cercanas. El daño a las células sanas puede causar efectos secundarios a tu cuerpo.

Es tu decisión infórmate sobre los beneficio y desventajas de este tratamiento universal antes de embarcarte en él.

CAPITULO CUATRO
OBTÉN EL CONTROL DE TU SALUD
O AFRONTA LAS CONSECUENCIAS

"El paciente debe comprender que debe hacerse cargo de su propia vida. No lleve su cuerpo al médico como si fuera un taller de reparación".
—Quentin Regestein

No sé en qué momento del tratamiento ocurrió esta tragedia, pero según mi nefrólogo, probablemente fue durante la cirugía de colon. En el procedimiento, uno de los conductos a un riñón se dañó y, finalmente, este dejo de funcionar.

Nadie notó este problema hasta casi un año después de la cirugía, aunque los niveles de creatinina se habían elevado desde la cirugía. Sin embargo, NINGUNO de mis médicos, incluido mi médico gastrointestinal, mi médico de atención primaria, mi oncólogo o mi urólogo, nadie detectó ese problema con anticipación, por lo que no se pudo rescatar mi riñón.

No fue hasta que yo me preocupé por el constante aumento en los niveles de creatinina que tenía los cuales no tenían razón aparente, que solicité a mi médico de cabecera que me recomendara un especialista en riñones. Durante aproximadamente un año, cada vez que este médico primario (internista) revisaba mis exámenes de laboratorio, me decía que bebiera más agua porque probablemente era la razón principal de la elevada creatinina, que podría ser, pero en mi caso en particular no era así.

Mi médico de cabecera me refirió al urólogo, quien ordenó una tomografía computarizada. Esta técnica de imagen utiliza rayos X para visualizar los riñones. También se puede usar para detectar anomalías estructurales y la presencia de obstrucciones. Requiere el uso de tinte de contraste intravenoso.

Los resultados fueron realmente desmoralizantes. Uno de mis riñones funcionaba bien, pero el otro solo funcionaba a 3%. Ya era demasiado tarde para hacer algo al respecto, y lo que más me intrigó fue lo que dijo el urólogo. Me dijo: "muchas personas pueden vivir con un solo riñón, no te preocupes por eso". Por supuesto; unas palabras vacías de consolación, después de haber perdido el riñón.

Honestamente, la noticia fue devastadora para mí, especialmente porque ya había experimentado una tragedia familiar relacionada con la insuficiencia renal, mi padrastro había estado en diálisis durante aproximadamente diez años debido a una disfunción renal, así que había visto de primera mano lo difícil que había sido para él. Fue muy aterrador pensar en la posibilidad de pasar por ese sufrimiento solo por negligencia médica.

Sé que hay una razón para tener dos riñones y también que la afirmación del urólogo es cierta: hay muchas personas que viven una vida normal con un solo riñón. En mi situación, nunca debería haber tenido que enfrentar el desafío de tener un riñón dañado solo por ineptitud médica.

Y aunque entiendo que el agua es muy importante para que el cuerpo funcione en un estado óptimo, en este caso la falta de agua no fue la causa del mal funcionamiento del riñón. Fue negligencia y nada más que eso. Por supuesto, nadie se haría responsable del problema, ni yo quería seguir adelante con este asunto porque al final del día nadie me iba a regresar mi riñón. Desafortunadamente, el riñón fue dañado irreparablemente.

Estoy compartiendo esto para que sepas que necesitas saber más de tus condiciones médicas porque algunos médicos solo miran a los pacientes superficialmente y no profundizan en la situación lo suficiente para captar datos importantes como el que acabo de hablar. Aparentemente, para muchos doctores, los pacientes representan solo números. Están trabajando en base al volumen, no a la calidad.

También se debe señalar a algunas compañías, de seguros particularmente en Estados Unidos porque varias de ellas contratan a médicos que están bajo un grupo médico y negocian una mejor tarifa por paciente, que generalmente es más baja de lo que un médico cobraría por una consulta privada.

En consecuencia, esto hace que algunos médicos tengan que ver a muchos más pacientes para poder compensar el precio de "descuento" otorgado por los seguros. A la larga, las compañías de seguros terminan pagando más, porque el paciente sigue recurriendo al médico en muchos casos debido a la mala calidad del servicio prestado por el médico durante visitas anteriores. Esa fue mi experiencia con algunos de los médicos con los que consulté durante mi experiencia hacia la recuperación del cáncer.

En varias ocasiones tuve que esperar entre una o dos horas en las salas de los consultorios para que el médico me atendiera. Por lo general, había varios pacientes en la sala de espera, independientemente del horario de su cita; y típicamente solo puedes ver al médico durante unos cinco minutos si tienes suerte, y las consultas en la mayoría de los casos son superficiales, más bien las enfermeras o ayudantes de enfermeras hacían el trabajo.

Es increíble, pero si al menos uno de mis médicos, desde el médico general hasta el cirujano de colon o el oncólogo, el urólogo hubiese relacionado el hecho de que acababa de someterme a una cirugía de colon y radioterapia y hubiesen considerado las señales de alerta que indicaban que algo andaba mal con mi salud hubiesen salvado el riñón.

Alguno de ellos debió haberse preguntado por qué mis resultados de laboratorio de creatinina estaban fuera de rango y que incluso mi presión arterial había sido más alta de lo que solía ser desde la cirugía, además tenía una gran fatiga física, me costaba trabajo caminar algunos pasos.

Mi nefrólogo dijo que esas variables eran señales de que el riñón estaba pasando por algunos problemas.

Si los médicos le dieran a los pacientes el tiempo necesario para realmente evaluar las condiciones médicas y analizaran más a fondo los por qué y las posibles soluciones, se podrían evitar cientos de casos de negligencia médica.

Afortunadamente, descubrí la situación de mi riñón, y aunque era demasiado tarde para revertirlo, pero al menos podía estar consciente y cuidar de mi otro riñón antes de que fuera demasiado tarde.

Por lo tanto, es imperativo que tengas cuidado y tomes control tu bienestar porque tú eres la persona más interesada en tu salud.

Conseguir la salud es tu responsabilidad obtener una segunda o incluso una tercera opinión también es tu deber. Que no te de vergüenza cuestionar lo que los médicos dicen, recuerda que son seres humanos que también cometen errores. Si crees que no estás recibiendo el mejor tratamiento médico al que tienes derecho, vete a otro lugar.

Para ayudarte con esto, es importante tener en cuenta que para el cáncer y otras afecciones crónicas se necesita un miembro de la familia, un amigo u otra persona de apoyo a tu lado, invita a esa persona de confianza a ser parte de tu equipo, créeme lo necesitaras.

Es muy complicado ser el paciente, particularmente de cáncer y tener la habilidad de poner tus pensamientos juntos. Mucho de lo que aprendí en mi experiencia a través de la recuperación del cáncer fue por el camino difícil. Aprendí a través de prueba y error, y es por eso que decidí escribir este libro para que puedas conocer las fallas que existen en el campo de la medicina y educarte antes de otorgar el control de tu bienestar a otros.

Mi consejo es informarte sobre tu condición médica en particular porque desafortunadamente, la mayoría de los médicos por lo menos a los que yo acudí mientas estaba bajo tratamiento no se tomaron el tiempo para analizar todas las variables médicas y, evidentemente, en mi caso a lo que se refiere al riñón, la cantidad y NO la calidad fue lo más importante para ellos.

El problema es claro; Muchos de nosotros confiamos demasiado en la profesión médica. Esto es comprensible porque, después de todo, los médicos pasan años y años en la escuela. ¿Quiénes somos nosotros para desafiar un diagnóstico y tratamiento prescrito? Afortunadamente, en la era actual, hay muchos sitios de internet, libros, investigaciones, estudios, etc. en los que puedes confiar para que logres aprender sobre tu condición médica la cual es única.

No pasará mucho tiempo antes de que estés bien equipado con información relacionada con tu situación en particular. Los tratamientos no deben ser basados en enfoque de talla única. No hay dos personas como tú, por lo que no hay dos casos idénticos al tuyo.

Entiendo que los protocolos estándar para algunas enfermedades son universales, pero creo firmemente que tus condiciones únicas, incluyendo tu estilo de vida, edad, factores ambientales, genes, etc. hacen que cada caso sea muy especial y sobre todo, no aceptes el primer diagnóstico como definitivo.

Ahora, no vayas a ciegas a una cita médica. La mayoría de nosotros tendemos a seguir las directivas de inmediato, especialmente si provienen de los médicos. Tú o una persona de tu confianza deben obtener toda la información sobre tu estado de salud, las opciones de tratamiento, los efectos secundarios y la urgencia del tratamiento, especialmente cuando las recomendaciones son drásticas y definitivas como con el tratamiento estándar para el cáncer.

Quiero hacer una observación sobre cuando me refiero a "médicos descuidados". Esta afirmación es una generalización porque sé que hay muchísimos médicos excelentes, pero yo tuve que descubrir por el camino difícil que tenía que ser responsable de mi propio bienestar. Encontrar esos excelentes médicos cuesta trabajo pero vale la pena el esfuerzo.

El Dr. Rashid A. Buttar, en su libro Los 9 Pasos para Alejar al Médico dice: "Hay momentos claves en la vida cuando te enfrentas a una gran decisión que impactará dramáticamente tu futuro y la vida de quienes te rodean. En raras ocasiones, tu decisión podría afectar al mundo entero. Algunos se refieren a momentos como "dilemas" y la intensidad y el desafío que sentimos en estos momentos puede ser una llamada de atención para un cambio radical.

Esto es especialmente cierto en el sentido de que estos "dilemas" relacionadas a la salud pueden presentarnos más de dos opciones distintas: podemos aceptar los caminos convencionales, que a menudo son la solución "fácil", O podemos desafiar la norma y tomar el camino menos transitado" que en la mayoría de los casos nos puede causar más trabajo pero con un mejor resultado.

Tomar el camino menos transitado podría ser doloroso para muchos de nosotros. Es completamente usual que la mayoría de ustedes duden en tomar este camino. Sin embargo, es necesario tener en cuenta los hechos. La mayoría de ustedes hacen lo que todos hacen, independientemente del resultado.

Por ejemplo, para la diabetes, la mayoría de las personas creen que la insulina es su salvadora y, aunque la mayoría de los diabéticos tienen la oportunidad de prevenir o controlar su enfermedad con las opciones de alimentación recomendadas, ejercicio, descanso, reducción del estrés, suplementos o en una combinación de medicina convencional y alternativa, simplemente deciden optar por la insulina.

Y aún más, muchos siguen haciendo las mismas cosas que los predispusieron a la diabetes. Desafortunadamente, estos pacientes terminan recibiendo inyecciones de insulina y pueden necesitar tratamiento de diálisis de por vida cuando lo pudieron haber evitado.

Lo mismo ocurre con otras enfermedades como el cáncer. La mayoría de los pacientes con cáncer son llevados al tratamiento estándar de radiación, cirugía y quimioterapia sin considerar otras opciones.

Es muy comprensible que tomar el camino menos transitado podría ser un gran desafío. Podrías enfrentar mucha resistencia por parte de familiares y amigos bien intencionados, pero si los hechos te dicen que los caminos convencionales no te darán resultados positivo a largo plazo, entonces ¿por qué no elegir el camino menos transitado, particularmente si este es muy prometedor?

Una cura para el cáncer no parece estar disponible para el público en general a corto plazo. Solo considera lo siguiente: En un artículo publicado el 31 de julio de 2013, en el sitio web de la Fundación del Presidente Richard Nixon, se mencionó un hecho ya conocido por muchos estadounidenses. Se lee así: el 23 de diciembre de 1971, el presidente Richard Nixon firmó la Ley Nacional del Cáncer de 1971 en una legislación, y en consecuencia lanzó la guerra nacional contra el cáncer. (Liu, 2013).

El artículo continúa para afirmar que, al reanudar la guerra contra el cáncer de Nixon, el Presidente Obama firmó el Proyecto de Ley del Cáncer de Alta Mortalidad el 3 de enero del 2013, como parte de la Ley de Autorización de Defensa Nacional de 2013. El proyecto requiere que la asociación nacional del cáncer (National Cancer Association) NCI "desarrolle marcos científicos para abordar cánceres con tasas de supervivencia inferiores al 50%, con atención prioritaria a los cánceres de pulmón y páncreas"

Han transcurrido casi cincuenta años desde que el presidente Richard Nixon firmó la Ley Nacional del Cáncer de 1971 en una legislación, y desde entonces se han gastado miles de millones de dólares en tratar de encontrar la "cura" para el cáncer. La tasa de remisión del cáncer es ridículamente baja para la mayoría de los tipos de cáncer, con una tasa de supervivencia promedio de cinco años. Según el ámbito médico, todavía no hay cura para el cáncer.

Es increíble que hayamos progresado en tantas cosas: el mundo está cambiando a una velocidad nunca antes registrada, ¡y no hay cura para el cáncer! ¿Qué hacer entonces? Cuando se trata de tu salud, debes tomar el control en tus manos. Ve e investiga tus opciones. Busca formas alternativas para curar tu enfermedad. Considera enfoques integrales, porque lo más probable es que no tengas cáncer por una sola razón sino por una serie de razones y verdaderamente te digo el cáncer no es la causa del mal, es el síntoma que te está diciendo que algo anda mal con tu cuerpo.

Para que una enfermedad se desarrolle, es necesario que haya una serie o grupo de afecciones que contribuyan a ella. Esto es particularmente cierto para el cáncer. Cuando desarrollé cáncer de colon, no fue porque necesitaba comer más fibra o porque necesitaba beber más agua, no fue por mis genes ni porque estaba estresada, o porque tuve una vida sedentaria, o tuve demasiadas toxinas en mi cuerpo y no fue por ningún otro factor en particular. ¡Fue una combinación de factores y para tratarlo necesite una combinación de enfoques sin quimioterapia!

Primeramente, tuve que educarme sobre el tipo de cáncer que tenía, ¿cómo comenzó? ¿Por qué comenzó? la etapa en que estaba, la velocidad de crecimiento, las opciones de tratamiento. Tuve que utilizar varios métodos para ayudar a mi cuerpo a recuperar el bienestar. Después de la cirugía y la radiación, mi estado general de salud empeoró. Tuve que luchar por mí misma y encontrar formas de apoyar a mi cuerpo en el proceso de recuperación. En los siguientes capítulos iré con más detalle sobre todo lo que utilicé para equilibrar mi cuerpo y recuperar una salud óptima.

Muchas personas se van con la primera recomendación, supuestamente porque se basa en la investigación. Sin embargo, puedes hablar con varios pacientes de cáncer y la mayoría de ellos estará de acuerdo en que el tratamiento estándar es agresivo y la mayoría de los efectos secundarios son devastadores.

Y no puede ser de otra manera. ¿Cómo? Si lo que le estás dando a tu cuerpo es veneno para matar las células cancerosas; mientras que a la misma vez también estás dañando a las células sanas, dejando tu cuerpo a merced de altos riesgos, como insuficiencia renal, infecciones, sistema inmunológico debilitado y más.

Todo depende de ti; Puedes aceptar las rutas convencionales, que a menudo son la solución "fácil". O puedes desafiar la norma y tomar el camino menos transitado. Yo decidí tomar el camino menos transitado y decir no a la quimioterapia. Si me hubiese decidido por la solución fácil, que, por cierto, de fácil no tiene nada, pero la más utilizada por los pacientes con cáncer, mi vida no sería como es ahora, hay muchas probabilidades de que si lo hubiese hecho no estaría con vida.

En resumen

Es importante infórmate al pié de la letra sobre tu condición médica. No dejes tu salud en manos de otros. Nadie conoce mejor tu cuerpo que tú. Cuestiona los diagnósticos y las recomendaciones de tratamiento. Escribe las preguntas que necesitas hacer y ve preparado a tu visita médica. Asegúrate de tener a una persona a tu lado para que te apoye en la jornada hacia la recuperación. Recuerda que el más afectado serás tú, no le des el poder a nadie. La decisión es solo tuya.

Analiza este dato, han transcurrido casi cincuenta años desde que el presidente Richard Nixon firmó la Ley Nacional del Cáncer de 1971 en una legislación, y desde entonces se han gastado miles de millones de dólares en tratar de encontrar la "cura" para el cáncer. La tasa de remisión del cáncer es ridículamente baja para la mayoría de los tipos de cáncer, con una tasa de supervivencia promedio de cinco años. Según el ámbito médico, todavía no hay cura para el cáncer.

CAPITULO CINCO
UNA EXPERIENCIA DE APRENDIZAJE

"La mejor y más eficiente farmacia
está dentro de tu propio sistema".
—Robert C. Peale

Cuando consulté al oncólogo, me recetó quimioterapia en forma de tabletas. Aquellas debían tomarse simultáneamente durante el tratamiento de la radiación. Cuando me dijo que iba a recibir un tratamiento de quimioterapia, mi corazón se encogió. Le tenía más miedo a la quimioterapia que al cáncer mismo.

Para mí, la quimioterapia se relaciona con imágenes de pacientes con cáncer de apariencia debilitante y triste. Ya había visto a pacientes de cáncer recibiendo tratamientos quimioterapia y fue desgarrador ver cómo se veían. Solo podía imaginar que se sentirían peor de lo que mostraba su apariencia débil, pálida y opaca.

Creo que estaba más deprimida por el hecho de que supuestamente "necesitaba" la quimioterapia que por ser diagnosticada con cáncer. Yo Literalmente conectaba estar bajo tratamiento de quimioterapia con estar al final de mi vida y esa correlación me parecía aterradora.

Recuerdo haber tomado la receta y dirigirme a casa. Lloré y comencé a negarme por completo el hecho de que tenía que pasar por ese horrible tratamiento.

Después de pensarlo un poco, decidí no tomar las pastillas, así que no surtí la receta médica. Continué con el tratamiento de radiación solamente. Un par de semanas después y ya en el tratamiento de radioterapia, tuve que regresar y ver al oncólogo para una cita de rutina, y él me preguntó por qué no había surtido la receta de quimioterapia. Yo respondí: "Porque no quiero tomar las pastillas porque temo a los efectos secundarios". Parecía muy molesto y trató de persuadirme de que las tomara.

Me dijo que la radiación sería más efectiva junto con la quimioterapia. Por confusión, y todavía con cierto sentimiento de culpa o respeto hacia su título le dije que volvería a la farmacia, llenaría la receta y seguiría sus instrucciones.

Tenía muchas dudas sobre tomarlas o no, porque si él medico tenía la razón las pastillas me ayudarían a que el tratamiento fuera mejor utilizándolo simultáneamente con la radiación. Sin embargo mi instinto, corazonada, o como quieras llamarle resonó en mi mente de NO tomarlas. Así que no surtí la receta y continué con el tratamiento de radiación sin quimioterapia.

Una vez que se completó el tratamiento de radiación, se me recomendó volver al oncólogo para los siguientes pasos de acción. Después de que se concluyó la radioterapia, volví a ver al oncólogo el momento de la cirugía había llegado. Dos meses después de terminado el tratamiento de radioterapia, me sometí a una cirugía de colon y, al mismo tiempo, el cirujano me colocó una ileostomía en el estómago. Fue una cirugía muy larga. Tomó aproximadamente cinco horas seguidas de una semana de hospitalización.

Aproximadamente un mes después de la cirugía, fui a consultar al oncólogo. Recuerdo que pasó algunas páginas de mi registro médico y me hizo un par de preguntas sobre la ileostomía. Luego dijo que necesitaba hablar con mi cirujano porque necesitaba que me removieran la ileostomía lo antes posible para comenzar el tratamiento de quimioterapia, y eso tenía que ser antes del tiempo programado por el cirujano.

Le pregunté por qué me estaba recetando quimioterapia. Me intrigo su respuesta porque no hizo ningún seguimiento ni ningún análisis de sangre ni ninguna otra prueba relacionada con mi tipo de cáncer ni con el tipo de quimioterapia "adecuada" para mi afección.

El solo quería que empezara la quimioterapia lo antes posible. La razón que me dio el medico fue: "Esto es parte del régimen de tratamiento en caso de que todavía hubiera algunas células malignas en el torrente sanguíneo". Estaba tan confundida acerca de esta directiva porque mi prueba de marcador CA había salido dentro del rango normal.

No ofreció ninguna explicación sobre qué tipo de quimioterapia se administraría, ni se tomó el tiempo de explicarme los hechos o las razones basadas en los datos para el tratamiento. Yo habría esperado una razón más sólida para recetarme quimioterapia que solo porque formaba parte del régimen de tratamiento en caso de que todavía hubiera algunas células malignas en el torrente sanguíneo.

Siempre va a haber células malignas en el torrente sanguíneo, porque esto es parte del proceso natural de las células al no completar su ciclo de vida y morir, pero es la tarea de un sistema inmunológico fuerte acabar con ellas. Además recuerda que la quimioterapia mata las células hijas, pero no las células madres.

Según el Centro para el Control y la Prevención de Enfermedades, en 2015, el último año para el que se dispone de datos sobre incidentes hasta el tiempo de escribir este libro, se reportaron 1,633,390 casos nuevos de cáncer y 595,919 personas murieron de cáncer en los Estados Unidos. (CDC,) Por cada 100 000 personas, 438 nuevos casos fueron reportados y 159 murieron de cáncer. Este dato es bastante desalentador ("Básico de actividad", 2018).

La cantidad de personas diagnosticadas con cáncer cada año es extremadamente alta. La tasa de mortalidad parece prometedora; sin embargo, la supervivencia relativa de 5 años para el cáncer en los Estados Unidos es del 65%. Este porcentaje parece bastante bueno considerando el número de casos nuevos reportados cada año. Sin embargo, debe mencionarse aquí que este porcentaje no toma en cuenta la calidad de vida de los sobrevivientes de cáncer que pasaron por un tratamiento convencional o de aquellos que sobrevivieron gracias a un tratamiento alternativo.

Teniendo en cuenta datos similares disponibles en el momento de mi diagnóstico, muchas preguntas me vinieron a la mente en el momento en que el oncólogo me recetó quimioterapia como parte del "régimen de tratamiento". No quería preguntarle nada más al médico porque, desde mi punto de vista, él no se había tomado el tiempo para evaluar ni explicar realmente mi situación específica y utilizo el sistema uni-talla para prescribir mi tratamiento.

Todo lo que recuerdo es que él me dijo que iba a recibir quimioterapia a través de un catéter que se insertaría en mi pecho, y que tendría el catéter durante doce semanas, que sería la duración del tratamiento. Luego me dirigió a la recepcionista para programar mi cita para que me insertaran dicho catéter. Esas fueron las últimas palabras que escuché de él. Después de eso, en lugar de ir a la recepcionista para hacer dicha cita, dejé su oficina y nunca más volví.

Decidí rechazar la quimioterapia por muchas razones. Entre otras porque tuve algunos amigos y familiares que ya habían recibido quimioterapia y desgraciadamente una mayoría de ellos ya habían muerto.

Había visto e investigado lo suficiente sobre este tipo de enfoque de tratamiento del cáncer de talla única para poder entender que me haría mucho más daño que bien. Ya había entendido el proceso de matar células cancerosas con quimioterapia. Sí, mataría las células cancerosas, pero también mataría las células sanas. Matar células sanas deja a tu cuerpo vulnerable a otras posibles enfermedades, así como daño a otros órganos del cuerpo, infecciones, un sistema inmunológico débil y mucho más.

Hay varias razones por las que decidí no recibir quimioterapia como parte de mi tratamiento. Aunque el oncólogo no me mencionó esto, diferentes fuentes ofrecieron una lista típica de los efectos secundarios de la quimioterapia. Encontré que los efectos secundarios típicos incluyen, pero no se limitan a, fatiga, disminución en el recuento de glóbulos blancos, mayor riesgo de infecciones que pueden llevarte al hospital y que puede ser potencialmente mortal.

Todo depende del tipo de quimioterapia que recibas, el término del tratamiento y tu condición de salud y bienestar general. Otros síntomas pueden incluir síntomas de neuropatía como entumecimiento u hormigueo en las manos o los pies, o pérdida de sensibilidad. El oncólogo si menciono que se me pelarían las yemas de los dedos como parte de los efectos secundarios de la quimioterapia y que perdería el pelo.

Dijo que perdería el pelo, aunque menciono que este volvería a crecer una vez que finalizará el tratamiento. Otros efectos secundarios pueden ser un sistema inmunológico comprometido, pérdida de peso, pérdida de apetito, debilidad o ADN dañado. Como puedes ver, la lista sigue y sigue.

Fui a casa y esta vez pensé por largo tiempo, poniendo todo en perspectiva. Tenía muchas dudas sobre el tratamiento y sabía que estaba haciendo lo correcto al rechazar la quimioterapia. Sin embargo, tenía mis dudad y no quería estropearlo todo; pensaba para mí misma, que, si yo soy la que está mal, después de todo los doctores deberían saber mejor.

Mis emociones estaban encontradas, pero algo más importante que eso me dio el coraje de negarme a envenenar mi cuerpo.

Además, también estaba considerando todos los conocimientos que había adquirido desde mi diagnóstico. En los días transcurridos desde mi diagnóstico, comencé a leer libros sobre el cáncer (tanto sobre tratamientos estándar como sobre tratamientos, alternativos, y comprensivos).

Escuche a varios especialistas en el ramo, particularmente doctores que en el pasado habían practicado la medicina tradicional, pero que eventualmente habían decidido practicar medicina alterna con mucho éxito de curación para sus pacientes.

También había escuchado a varios oradores hablar sobre el tema y había visitado algunos lugares que ofrecían tratamientos alternativos para el cáncer. La quimioterapia simplemente no resonó en mí.

Sin embargo, mis pensamientos estaban encontrados porque la mayor parte de la información públicamente abierta que obtuve sobre la medicina ortodoxa era que la quimioterapia era el único método aceptado para tratar el cáncer. Por lo tanto, la decisión de no pasar por la quimioterapia fue muy difícil, pero tome la decisión y me mantuve firme.

Según mi conocimiento sobre otras opciones disponibles y el conocimiento que había adquirido a través de la lectura de libros y otras investigaciones, incluido el hecho de que la tasa de éxito del tratamiento estándar era tan baja para la mayoría de los tipos de cáncer, los variable en contra superaron los beneficios y decidí Decir NO a la quimio de una vez por todas.

Estaba totalmente convencida de que la quimioterapia no curaría mi cuerpo sino que solo lo dañaría más. También estaba convencida de que siguiendo un estilo de vida saludable, que incluye comer alimentos nutritivos, hacer ejercicio y controlar mis niveles de estrés, estaría en una mejor posición que con la quimioterapia.

Después que salí del consultorio del médico, recibí varias llamadas telefónicas de su consultorio que intentaban programar mi cita para poner el catéter para iniciar el tratamiento. Me llamaban a mi celular, al celular de mi esposo, al trabajo, a cualquier lugar, en cualquier momento, hasta que les pedí que dejaran de llamarme.

Debido a que necesitaba continuar monitoreando el cáncer, decidí cambiar de oncólogo y ver una doctora nueva para mis chequeos regulares y poder seguir evaluando mi bienestar general.

Esa experiencia fue diferente porque a ese punto ya no era un paciente de cáncer. Fui paciente en "remisión". Gracias a Dios y a las personas valientes y atentas que estuvieron a mi lado, yo continúe aprendiendo sobre los métodos para cuidar mi salud y he podido permanecer libre de cáncer sin quimioterapia durante más de cinco años.

Me diagnosticaron inicialmente en 2013, corre el año 2019 mientras escribo este libro. Estoy más saludable que nunca, feliz y agradecida con Dios por darme la oportunidad de seguir viviendo y por darme una "segunda oportunidad".

Haber tenido cáncer fue la razón para escribir este libro. Saber que muchas personas están siendo diagnosticadas con cáncer pero que muchos tipos de cáncer pueden prevenirse e incluso curarse con métodos menos severos que el tratamiento estándar de cirugía, quimioterapia y radiación es una gran esperanza.

En resumen

Tú y solo tú eres responsable de lo que se hace o no con tu cuerpo. Debes infórmate antes de tomar cualquier decisión que podría cambiar tu vida para siempre. Rehusé la quimioterapia porque sabía que le haría más daño a mi cuerpo que el propio cáncer. Los doctores típicamente te recetaran el tratamiento estándar de cirugía, radiación y quimioterapia.

La cantidad de personas diagnosticadas con cáncer cada año es extremadamente alta. La tasa de mortalidad parece prometedora; sin embargo, la supervivencia relativa de 5 años para el cáncer en los Estados Unidos es del 65%. Este porcentaje parece bastante bueno considerando el número de casos nuevos reportados cada año. Sin embargo, debe mencionarse aquí que este porcentaje no toma en cuenta la calidad de vida de los sobrevivientes de cáncer que pasaron por un tratamiento convencional o de aquellos que sobrevivieron gracias a un tratamiento alternativo.

Investiga sobre los efectos secundarios y beneficios de estos tratamientos y compáralos con los tratamientos alternos, no te precipites, y mantén el control sobre tu cuerpo, recuerda la decisión es tuya.

CAPITULO SEIS
HABLEMOS SOBRE LOS
EXCESOS EN TU CUERPO

La desintoxicación es un paso decisivo hacia la restauración de los mecanismos reguladores del cuerpo y hacia la reversión de las células cancerosas al comportamiento de las células normales. Las células normales están programadas para morir cuando han cumplido su tarea. ¡Esta muerte celular programada se llama apoptosis!

Ninguna otra generación anterior a la presente ha estado expuesta a tantos químicos artificiales y sustancias tóxicas como nosotros. El aire que respiramos está contaminado, el agua que bebemos no está limpia, la comida que comemos se procesa, nuestro estilo de vida es sedentario, las células de nuestro cuerpo carecen de oxígeno, vitaminas, minerales y enzimas, nuestros órganos de desintoxicación y excreción están saturados y nuestro cuerpo está sobrecargado con productos de desecho y tóxicos que lo hacen vulnerable a todo tipo de bacterias y virus.

Analicemos el papel de cada órgano y los pasos simples que puedes tomar para asegurarte de que cada uno pueda procesar toxinas a un nivel óptimo:

La desintoxicación de tu cuerpo es la tarea número uno en que se debe de trabajar para vencer al cáncer y obtener salud plena; Te mentiría si ignorara esta parte, porque para poder lograr un bienestar general óptimo, primero debe hacerse lo primero. Como dice Stephen Covey, autor de Los

Siete Hábitos de las Personas Altamente Efectivas afirma en el hábito número 3, "la persona exitosa, tiene la costumbre de hacer las cosas que no le gusta hacer. "Estás trabajando por el éxito y, lo más importante, estás trabajando por el éxito a largo plazo".

¿Cómo se desintoxica el cuerpo?

Específicamente, hay cinco órganos en el cuerpo encargados de limpiar tu organismo, el sistema digestivo, el hígado, los pulmones, los riñones y la piel, los cuales son responsables de procesar el constante bombardeo de toxinas que entra en nuestros cuerpos, estos son los principales canales de desintoxicación, y todos juegan un papel muy importante, actúan como filtros para tu cuerpo y mantienen los filtros limpios y trabajando óptimamente.

Sin embargo, en nuestro mundo moderno, estos órganos están saturados con la cantidad de toxinas en nuestros cuerpos.

¡En pocas palabras, tus órganos de desintoxicación necesitan una mano amiga!

La desintoxicación es el proceso utilizado por los órganos principales de su cuerpo para expulsar toxinas, que incluyen.

El sistema digestivo

El sistema Digestivo que consiste principalmente del esófago, el estómago, los intestinos y el colon, es el primer defensor contra las toxinas que ingieres. Un sistema digestivo bien equilibrado filtra los nutrientes esenciales de los alimentos y bebidas, mientras que envía toxinas por el tracto gastrointestinal para su excreción. Sin embargo, si hay un desequilibrio de pH, una falta de bacterias saludables o un bloqueo en el intestino, las toxinas a menudo se recirculan nuevamente al cuerpo.

El tracto intestinal, desde la boca hasta el ano, no solo tiene la función de la digestión, sino también de la eliminación de toxinas. Cuando estamos enfermos, nuestra lengua se cubre y muestra que eliminamos toxinas también a través de nuestras membranas mucosas.

La digestión de nuestra comida comienza en la boca y continúa en el estómago y en los intestinos.

Tan pronto como se completan las diferentes fases de la digestión, los nutrientes, como los aminoácidos, azúcares, grasas, minerales, vitaminas, etc., penetran a través de las membranas mucosas intestinales hacia los capilares venosos que los transportan al hígado.

Después de la desintoxicación, el hígado redistribuye los nutrientes en el torrente sanguíneo. Los diversos productos químicos, toxinas, drogas, metales pesados y el exceso de hormonas sexuales que se extrajeron, son vertidos por el hígado en la bilis.

Con la bilis, estas sustancias se transportan al intestino delgado y continúan a través del tracto intestinal para salir del cuerpo en las heces.

La bilis, que se produce en el hígado, desempeña un papel importante en la evacuación de toxinas del hígado, en la digestión de la grasa y en nuestra salud en general. Por lo tanto, es crucial prestar atención a la producción, secreción y suplementación de bilis adecuadas.

La fase final de la transformación de la alimentación y eliminación de toxinas a través del tracto intestinal tiene lugar en el colon. Todo lo que pueda utilizarse de la alimentación, como la fibra, se descompone con la ayuda de la microbiota intestinal y se transporta al hígado para la desintoxicación.

Las membranas mucosas de la los intestinos son capaces de absorber nutrientes y también toxinas. Mientras estén sanos, actúan como filtros "inteligentes", lo que significa que absorben las toxinas del torrente sanguíneo que se excretan, como los metales pesados, y dejan que los nutrientes bien preparados y bien digeridos penetren en el torrente sanguíneo. Las moléculas alimentarias grandes y los residuos tóxicos, insuficientemente digeridos, permanecen en los intestinos para ser excretados con la materia fecal.

Si el pasaje intestinal se retrasa, la comida que no se puede eliminar, se fermenta y pudre. Los microorganismos saludables y beneficiosos de la microbiota intestinal pueden mutar en microbios agresivos que excretan toxinas por sí solos. La irritación constante de las membranas mucosas por metabolitos tóxicos, aditivos, pesticidas, antibióticos, medicamentos, etc., puede dañar la mucosa intestinal y hacerla porosa.

Una vez pasando esto, la puerta se abre de par en par para que las toxinas entren en el ambiente humoral interno. La inmunidad humoral se deteriora, lo cual es una causa más profunda de muchas enfermedades, especialmente las enfermedades crónicas degenerativas y el cáncer.

Para mantener su tracto intestinal funcionando de manera óptima, pruebe estos consejos:

- Come más fibra: los alimentos ricos en fibra, como los vegetales de raíz y los granos sin gluten, ofrecen una forma mecánica de eliminar las toxinas del cuerpo. El material resistente de la fibra "raspa" las toxinas del intestino y del colon para su eliminación.
- Utiliza probióticos: se ha encontrado que ciertos tipos de probióticos llamados lactobacilos eliminan los carcinógenos del cuerpo y absorben los metales pesados. El lactobacilo es más común en alimentos lácteos fermentados como el yogur y el kéfir, pero también

se puede encontrar en alimentos fermentados sin lácteos, también puedes tomar probióticos con lactobacilos.

- Para desintoxicar tu colon, bebe suficiente agua; verás este elemento en la mayoría de las áreas relacionadas con la salud, la nutrición, la desintoxicación y la hidratación, ya que el agua es esencial para el funcionamiento general del cuerpo. El hígado vierte desechos metabólicos tóxicos en el colon para eliminarlo cuando defecas, por esa razón es muy importante tomar agua para asegurarte de que seas regular, por lo general, debes defecar la misma cantidad de veces que comes 2-3 veces al día. Cuanto más defecas más eliminas toxinas.

- Jugo de ciruela, las ciruelas pasas tienen mucho crédito en la desintoxicación del colon, sin embargo, esta es una solución a corto plazo, especialmente para aquellos que necesitan un poco de ayuda para defecar regularmente debido a las cantidades de fibra que contienen, usa las ciruelas pasas con discreción.

- El vinagre de manzana orgánica y el limón, bebe agua tibia con limón fresco al comienzo de cada día.

- También es recomendable tomar una mezcla de 8 onzas de agua tibia con 2 cucharadas de vinagre de manzana y 2 cucharadas de miel orgánica, agitar, revolver y beber. Repite esto todas las mañanas hasta que notes que tus evacuaciones se han vuelto más regulares.

El hígado

El hígado es a menudo reconocido como el órgano principal para la desintoxicación y por una buena razón. El hígado, junto con los riñones, desintoxica la sangre. El hígado es responsable de filtrar las toxinas de la sangre y de eliminar las toxinas que pueden surgir durante el proceso de digestión.

El hígado cumple muchas tareas vitales (digestivas, hormonales, etc.) y es responsable del buen funcionamiento del organismo en general. Representa el principal sistema de desintoxicación del organismo.

Tu hígado se encarga de procesar los desechos metabólicos que entran en tu cuerpo. Podría estar relacionado con algo que comiste, o con los desechos producidos por las células, todos esos desechos deben salir porque producen toxicidad en tu cuerpo. Es la misma metáfora que con tu aire acondicionado o filtro de automóvil.

Tienes que cambiar tu filtro periódicamente para que funcione correctamente; de lo contrario, se obstruiría y dejaría de hacer que su aire acondicionado funcione más hasta que finalmente se rompa. Una situación similar le ocurriría a tu hígado y riñón si no mantienes esos filtros limpios, eventualmente, se sobrecargarán y su capacidad para funcionar correctamente disminuirá tarde o temprano.

Puedes ayudar a tu hígado con los siguientes consejos:

- Suplemento con cardo lechero (Milk Thistle): el cardo lechero es un poderoso antioxidante que apoya la salud de las membranas celulares del hígado, reduce la producción de radicales libres y facilita la eliminación de toxinas en el cuerpo. El cardo de leche se puede tomar como un suplemento; sin embargo, como con todos los suplementos, es importante consultar a tu médico antes de agregar suplementos de cardo de leche a tu rutina diaria.

- Agrega cúrcuma a tus comidas: la cúrcuma es una superestrella de la desintoxicación, con una gran cantidad de beneficios para la salud. Dentro del hígado, se ha demostrado que protege contra el daño hepático y reduce la inflamación. La cúrcuma se puede agregar a una variedad de platillos, como salteados, aderezos para ensaladas y licuados.

- Beba té de raíz de diente de león: se ha demostrado que el diente de león reduce el hígado graso y el estrés oxidativo inducido por el alcohol. El té, que se puede encontrar en la mayoría de las tiendas de alimentos saludables, también tiene poderosos beneficios antioxidantes.

- Comer ajo. El ajo es una gran adición a tu dieta cuando intentas limpiar tu hígado, ya que activa las enzimas en el hígado que ayudan a eliminar las toxinas.

- Verduras de hoja, verduras de hoja verde oscuro son una gran fuente de nutrición. Las ensaladas, la col rizada y las espinacas son ricas en vitaminas A, C, E y K, el brócoli, y la mostaza también son ricos en muchas de las vitaminas B. Estas verduras también contienen una gran cantidad de carotenoides-antioxidantes que protegen las células y desempeñan un papel en el bloqueo de las primeras etapas del cáncer.

También contienen altos niveles de fibra, hierro, magnesio, potasio y calcio. Además, las verduras tienen muy pocos carbohidratos, sodio y colesterol.

Debido a su alto contenido de antioxidantes, las verduras de hoja verde pueden ser uno de los mejores alimentos para prevenir el cáncer.

Los estudios han demostrado que comer de 2 a 3 porciones de verduras de hoja verde por semana puede reducir el riesgo de cáncer de estómago, de mama y de piel. También se ha comprobado que estos mismos antioxidantes disminuyen el riesgo de enfermedades del corazón.

- Aguacate, la carne cremosa del aguacate contiene muchos flavonoides y polifenólicos que promueven la salud. Los aguacates también son ricos en muchas vitaminas beneficiosas para la salud, como las vitaminas A, E, K. Los aguacates son fuentes excelentes de minerales como el hierro, el cobre, el magnesio y el manganeso. El magnesio es esencial para el fortalecimiento de los huesos y también tiene una función de protección cardíaca. El manganeso es usado por el cuerpo humano como un cofactor para la enzima antioxidante, el hierro y el cobre son necesarios para la producción de glóbulos rojos.

- Nueces, estas tienen los niveles más altos de antioxidantes y omega-3, y superan a otras nueces en su capacidad de suprimir el crecimiento de células cancerosas y otros frutos secos estudiados en PREDIMED, los investigadores encontraron mayores beneficios asociados con las nueces, particularmente para prevenir muertes por cáncer.

Las personas que comían más de tres porciones de nueces por semana parecían reducir su riesgo de morir de cáncer a la mitad. Una revisión de la literatura científica concluyó que "los efectos positivos de largo alcance de una dieta basada en plantas que incluye nueces pueden ser el mensaje más importante para el público".

El aspecto más importante cuando se trata de la desintoxicación es detener el consumo de toxinas de alimentos procesados, comida chatarra, aditivos artificiales, conservantes, colorantes, así que deja todo eso y comienza a ingerir alimentos reales. Le harás un gran favor a tu cuerpo y tu salud en general.

Cuando sea posible come alimentos orgánicos, los alimentos no orgánicos están llenos de pesticidas, herbicidas y otros químicos tóxicos. Si lo orgánico no es posible o económicamente accesible, al menos come alimentos nutritivos, muchas frutas y verduras, legumbres, toma suficiente agua.

3. Los pulmones

los pulmones están a cargo de un trabajo muy importante, eliminar del cuerpo todas las toxinas que inhalamos cada vez que respiramos.

Alivia la pesada carga en tus pulmones con estos consejos:

- Invierte en un filtro de aire, si bien no puedes controlar el aire fuera tu casa, puedes convertir tu hogar en un refugio seguro con aire limpio con un filtro de aire. Un filtro de aire de alta calidad eliminará muchos de los contaminantes del aire que pueden entrar en el hogar, reduciendo el trabajo que deben hacer tus pulmones.

- Ejercicio al aire limpio, si decides hacer ejercicio afuera, intenta hacerlo en algún lugar con buena calidad de aire, como un bosque o un parque lleno de árboles. Cuando hacemos ejercicio, a menudo estamos respirando grandes cantidades de aire (y toxinas) que contenemos en el interior de nuestros pulmones. Cambiar tu lugar de ejercicio a un lugar con aire más limpio minimizará las toxinas que inhalas.

- Exhalar, el pulmón tiene una forma simple, y muy efectiva, de deshacerse de las toxinas. Al ¡exhalar! podemos apoyar este proceso si nos tomamos el tiempo todos los días para respirar profundamente. Reserva unos minutos para hacer cuatro respiraciones profundas, un patrón de respiración profunda relajante; simplemente inhala durante cuatro recuentos, mantén cuatro recuentos, exhala durante cuatro recuentos, mantén cuatro recuentos y repite. ¡Haz esto en aire limpio para obtener beneficios adicionales!

- También puedes encontrar un lugar relajante y tranquilo para sentarte. Cierra los ojos y comienza respirando profundamente por la nariz desde la barriga hacia arriba. Cuenta hasta cuatro, inhalando todo el tiempo. Incluso cuando creas que ya no puedes inhalar. Al inhalar, permites que los pulmones y el estómago se inflen completamente.

Esto permite que el oxígeno alcance las profundidades más profundas de tus pulmones para inflar todos los alvéolos y romper las toxinas y contaminantes que puedan haberse acumulado. Aguanta la respiración durante varios segundos y luego exhala en el transcurso de otro recuento de cuatro. Cuando crees que ya no puedes exhalar, sigue soplando desde lo más profundo de tus pulmones y estómago.

- Debes sentir que tu pecho y abdomen se aplanan hacia adentro. Repite este ejercicio de respiración al menos 3 veces al día. Realizar este ejercicio a diario no solo ayudará a limpiar tus pulmones, sino que también ayudará a aliviar el estrés. ¡No pasará mucho tiempo antes de que notes mejoras positivas!

Si te das el tiempo, puedes practicar estos ejercicios de respiración profunda más a menudo para desintoxicar y limpiar los pulmones.

Aunque los pulmones no son músculos, pueden ejercitarse. No ejercitar los pulmones puede afectar el sistema respiratorio. Los músculos relacionados, e incluso la caja torácica, pueden volverse rígidos y reducir la elasticidad de los pulmones, lo que favorece la respiración superficial. El aire puede permanecer en los tejidos de los pulmones y volverse rancio, lo que impide que el oxígeno nuevo llegue al torrente sanguíneo.

Aquellos que hacen ejercicio, especialmente los atletas, a menudo tienen capacidades pulmonares mayores que el promedio de la gente como resultado de respirar más profundamente con más frecuencia.

¿Por qué? Porque la respiración profunda y rítmica expande el músculo del diafragma y las bolsas de aire dentro de los pulmones. Esto permite una mayor oxigenación de las células dentro del cuerpo, lo que mejora la salud, ayuda a todos los sistemas del cuerpo a funcionar mejor e incluso puede proporcionarle más energía. La respiración profunda también ayuda a estirar el torso.

4. Los riñones

Tus riñones ayudan a mantener el delicado equilibrio del pH en tu cuerpo y son responsables de filtrar las toxinas de la sangre y eliminarlas en forma de orina.

Uno de los elementos más básicos de nuestra salud y el bienestar de nuestro cuerpo es el nivel de pH que mantenemos.

Para aquellos que no lo saben, el pH es una medida de la acidez y base (alcalino) dentro del cuerpo. Un pH neutro es 7.0. Si el número cae por debajo de esa medida, se dice que el cuerpo es ácido, mientras que un número por encima de eso se considera alcalino.

Dependiendo de a quién le preguntes, el pH ideal para la salud humana es entre 7.2 y 7.4, ligeramente en el lado alcalino, ya que un ambiente ácido te hace más vulnerable a las enfermedades, los riñones también equilibran los líquidos en tu cuerpo, lo cual es muy importante para la circulación e incluso para el equilibrio microbiano en tu cuerpo.

Si tus riñones no funcionan de manera óptima, las toxinas pueden permanecer en circulación en todo el cuerpo y causar daño.

Ayuda a tus riñones con estos consejos:
- Come más frutas y verduras: ¡Este consejo podría incluirse fácilmente en cualquiera de los órganos de esta lista! Con respecto al riñón, un alto consumo de frutas y verduras reduce nuestra carga ácida, haciendo que nuestro cuerpo sea más alcalino (lo opuesto a

ácido). Un cuerpo alcalino apoya los procesos de desintoxicación y la salud en general.

- Bebe jugo de arándano, el jugo de arándano evita que las bacterias dañinas se adhieran a las paredes de la vejiga y causen infecciones en la vejiga y, posiblemente, en los riñones. También se ha demostrado que este sabroso jugo rojo reduce los cálculos renales dolorosos y dañinos.

Ingesta alto contenido de fruta antioxidante
- El apio es una gran fuente de antioxidantes importantes
- El apio reduce la inflamación
- El apio apoya la digestión
- El apio es rico en vitaminas y minerales con un índice glucémico bajo
- El apio tiene un efecto alcalinizaste

- Los arándanos, son bajos en calorías pero altos en nutrientes
- Los arándanos son el rey de los alimentos antioxidantes
- Los arándanos reducen los daños en el ADN, lo que puede ayudar a proteger contra el envejecimiento y el cáncer
- Los arándanos evitan que el colesterol en tu sangre se dañe
- Los arándanos pueden disminuir la presión arterial

- Las algas marinas contienen yodo y tirosina, que admiten la función tiroidea
- Buena fuente de vitaminas y minerales
- Contiene una variedad de antioxidantes protectores
- Proporciona fibra y polisacáridos que pueden ayudar a su salud intestinal

- Puede ayudarlo a perder peso retrasando el hambre y reduciendo el peso
- Puede reducir el riesgo de enfermedad cardíaca

- Las algas son increíbles porque es uno de los alimentos más ricos en nutrientes del planeta, por lo que agregar una cucharada de espirulina o clórela solo una cucharadita (o una súper comida en polvo verde) a un batido en la mañana es una gran idea.

5. La piel

La piel es nuestro órgano de desintoxicación más grande, cada poro está diseñado para ayudar a que las toxinas salgan del cuerpo. Desafortunadamente, la gran superficie de nuestra piel también permite la entrada de muchas toxinas. Tu piel, excreta toxinas cuando sudas, toxinas que a veces casi no se eliminan de ninguna otra manera. Por eso es muy importante entender que la piel siendo tu órgano más grande, es un órgano de desintoxicación muy importante.

Algunas maneras de reducir la carga tóxica de tu piel:
- Cambia tus productos de cuidado personal, es posible que tengamos conciencia de las toxinas en nuestros alimentos y en el aire que respiras; pero muchos de nosotros no pensamos en los químicos tóxicos en los productos de cuidado personal que ponemos en la piel todos los días.
- Mira las lociones, jabones, champús y maquillaje porque estos pueden contener grandes cantidades de químicos. Si la lista de ingredientes está llena de productos químicos que no puedes pronunciar, cambia tus productos por opciones naturales y orgánicas cuando sea posible.
- El cepillado de la piel en seco, estimula el sistema linfático para liberar toxinas, mejorar la circulación y reducir la celulitis; en el

sistema linfático las células vierten los desechos metabólicos y el sistema linfático lleva ese líquido a tu hígado y riñones para eliminarlo, el sistema linfático también elimina los desechos a través de la piel. El cepillado en seco es mejor en la mañana antes de la ducha, se recomienda hacerlo a un promedio de tres veces a la semana.

- El proceso es el siguiente, siempre se comienza con la piel seca, utilizando un cepillo de cerdas naturales. Empieza por tus pies o manos y realiza movimientos circulares asegurándote de cubrir todas las áreas de tu cuerpo incluyendo el torso y la espalda. Este proceso puede ser sensible en las áreas del abdomen y el cuello, así que hazlo más suave según sea necesario.

No repases por una misma área demasiadas veces porque podrías causar irritación en la piel. Nunca cepilles sobre una piel que esté irritada.

Al final del día, lo más importante de todo es deja de poner toxinas en tu cuerpo esto incluye las toxinas de los productos corporales que ingresan al torrente sanguíneo a través de la piel.

Por ejemplo, algunos rímeles contienen mercurio, algunos lápiz labiales tienen plomo. Haz tu tarea y checa la página web del Grupo de Trabajo Ambiental, ahí hay una lista de productos corporales que indican una clasificación tóxica para que puedas tomar una decisión informada acerca de los productos que utilizas. Tu piel absorbe lo que le pones.

Si bien la cantidad de información sobre desintoxicación en los medios de comunicación puede parecer abrumadora, ¡recuerda que siempre puede ser sencillo! Al apoyar los procesos y órganos naturales de desintoxicación de tu cuerpo con las recomendaciones anteriores ayudarás a que tu cuerpo se mantenga saludable, funcione mejor, incluso en nuestro mundo tóxico.

En resumen

Le desintoxicación es la parte más importante en cualquier tratamiento sea contra el cáncer o simplemente cuando quieres perder peso, todos los órganos de desintoxicación deben estar funcionando en óptimas condiciones para que tu cuerpo funcione mejor. No hace ningún sentido comenzar tratamientos de salud, sin haber completado este proceso.

Tus órganos de desintoxicación son la base de una salud óptima. Una vez que has logrado que tus filtros estén funcionando óptimamente, tu colon absorberá mejor los nutrientes, tu hígado funcionara mejor, al igual que el resto de tus órganos. Como en todo infórmate antes de seguir cualquier protocolo desintoxicación.

La desintoxicación de tu cuerpo es la tarea número uno en que se debe de trabajar para vencer al cáncer y obtener salud plena; Te mentiría si ignorara esta parte, porque para poder lograr un bienestar general óptimo, primero debe hacerse lo primero. Como dice Stephen Covey, autor de Los Siete Hábitos de las Personas Altamente Efectivas afirma en el hábito número 3, "la persona exitosa, tiene la costumbre de hacer las cosas que no le gusta hacer. "Estás trabajando por el éxito y, lo más importante, estás trabajando por el éxito a largo plazo".

CAPITULO SIETE
NUTRICIÓN

"Que la comida sea tu medicina y la medicina sea tu comida"
—Hipócrates

El cambio es un proceso muy interesante y puede ser un gran reto para la mayoría de nosotros. Como sabrás, a menudo los seres humanos nos resistimos a toda acción que implique un cambio en nuestra vida. Leí mucha literatura relacionada con el cáncer y la salud en general y descubrí varios enfoques de tratamiento para enfermedades degenerativas como el cáncer y aunque tú puedes elegir lo que mejor se ajuste a tu situación en particular, todas requieren de un cambio.

Fue difícil decidir cuál enfoque seguir, ya que la mayoría de ellos tienen mucho sentido porque se basan en principios básicos que la mayoría de nosotros podemos comprender. Por ejemplo, hace mucho sentido darle a tu cuerpo lo que necesita para combatir una enfermedad, lo que necesita en términos nutritivos, algunas personas están enfermas porque tienen alguna deficiencia de alguna vitamina o mineral.

Hace mucho sentido que tan importante es informarte, asegurarte y estar consciente tu estado de salud actual, analizar hábitos alimenticios pasados y presentes para establecer el mejor plan alimenticio para el futuro, ¿Por qué? Porque muchas veces queremos curar las enfermedades con medicamento, con una pastilla mágica y no existe tal cosa, sino por el contrario, por ejemplo vamos a hablar un poco del colesterol; he escuchado a muchas persona decir que toman pastillas para el colesterol y en la plática dicen: el doctor me dijo que con dieta y ejercicio así como eliminando algunas comidas de mi dieta como tortillas, carne, camarones y huevo puedo ayudar a reducir el colesterol, pero mejor me tomo la pastilla.

Hay muchas preguntas para reflexionar sobre tu bienestar. Por ejemplo, ¿estás comiendo para nutrir tu cuerpo o estás comiendo para saciar tu hambre? Hay una gran diferencia entre estos dos conceptos. Muchas personas tienden a creer que debido a que son gorditas, son saludables.

Con todo y las excepciones a la regla la mayoría de las personas consumidoras de comida chatarra no son saludables o eventualmente enfermaran. Solo hay un límite que el cuerpo puede manejar antes de que colapse, y surjan problemas de salud, esto es así de simple.

Tomar conciencia de lo que te pones en la boca es elemental para la buena salud. Educarse sobre los nutrientes de los alimentos es una necesidad hoy en día, ya que muchos alimentos están tan agotados de los nutrientes esenciales, si pones atención te darás cuenta que incluso muchas fruta están cubiertas por químicos que las ayudas a conservarse por más tiempo, es por eso la importancia de comprar orgánico cuando sea posible.

Les voy a contar una anécdota relacionada con este tema, el año pasado fue a visitar a mi hija que vive en Texas, y compre una manzana verde en el aeropuerto, no me la comí y la cargue en mi bolsa durante toda la semana nada mas paseándola, cuando me iba a regresar la saque y la puse en la cocina, le dije a mi hija esta manzana ya ni ha de servir, la tiras, dos semanas después mientras platicaba con ella me dijo "mama aquí está tu manzana todavía, yo le conteste no la han tirado! No, dijo ella y todavía esta brillosita".

Como te podrás dar cuenta, no hay manzana fresca que dure más de tres semanas y todavía este en óptimas condiciones, por eso es importante saber lo que comemos.

Es importante también aprender sobre la importancia de una comida equilibrada. Las comidas completas incluyen los nutrientes necesarios y un balance entre proteínas, carbohidratos, grasa, fibra, vitaminas y minerales. Hay un sin fin de información confiable y disponible para ti hoy en día solo necesitas tomar la decisión de ayudarle a tu cuerpo para que este haga las funciones para las que está diseñado.

Sin embargo, es más fácil decirlo que hacerlo, y a mí me tomó un tiempo adquirir el hábito de seleccionar alimentos para nutrir mi cuerpo en lugar de alimentos para el "alma" o para sentirme bien.

Para ayudarte con esto, te aliento a que trabajes con otro miembro de la familia o un amigo para apoyarse mutuamente y comer de manera más saludable.

Es difícil hacer un cambio radical con respecto a la comida porque lo más probable es que tus hábitos alimenticios sean de muchos, muchos años atrás y sean parte de tu cultura y, a veces, de tus valores. A pesar de todo, créelo vale la pena intentarlo.

La sostenibilidad ha sido más que un desafío para mí. Tomar la decisión sobre hacer mejores decisiones alimenticias no fue un gran problema porque los hechos eran claros y verdaderos, pero mantener estos hábitos consistentemente ha sido muy difícil para mí.

Créeme, te entiendo, he estado allí. Cambiar los hábitos requiere mucha determinación, persistencia y consistencia.

Ciertamente, es difícil crear nuevos hábitos en tu vida, pero es muy gratificante ver los cambios cuando tales hábitos dirigidos a apoyar tu bienestar general son evidentes, principalmente en tu salud, y tu energía.

También notarás los beneficios en tu piel, tu cabello, tu peso y tu bienestar general. Quiero dejar claro que no soy nutricionista, nutrióloga o algo parecido y que mi consejo se basa en mi propia experiencia durante y después del proceso de curar mi cuerpo de cáncer.

Aprender a comer alimentos más saludables me ayudó a recuperar el bienestar y la energía. Amigos y familiares comentaron en mi rápida recuperación y lo atribuí principalmente a las mejoras que hice en mis hábitos alimenticios.

Existen numerosas formas de brindar bienestar y vitalidad a tu cuerpo. Sin embargo, para el propósito de este libro, voy a compartir algunos aspectos fundamentales que utilicé para ayudar a mi cuerpo a través del proceso de curación al tratar el cáncer que padecí.

Durante los primeros tres años, fui muy diligente con mis hábitos alimenticios. Aunque debo admitir que fue un verdadero desafío ver a miembros de la familia y amigos comer alimentos más atractivos y tener que decidir entre sabrosos o saludables. Eso no quiere decir que la comida saludable no sea sabrosa, pero un cambio repentino en tu dieta también es un desafío para tu paladar.

"El médico del futuro ya no tratará el cuerpo humano
con medicamentos, sino que curará y prevendrá la
enfermedad con nutrición".
—Thomas Edison

Nutrición y alimentos verdaderos

Thomas Alva Edison fue un inventor y empresario estadounidense. Ha sido descrito como el mejor inventor de Estados Unidos. Esta cita muestra que incluso el en 1931 ya había consciencia sobre la importancia de una nutrición adecuada. Han pasado más de ochenta años desde su muerte, y la medicina ortodoxa todavía utiliza medicamentos como el principal método para tratar enfermedades.

Depende de ti y de mí asumir la responsabilidad de tu salud. No esperes más para comprender que los malos hábitos alimenticios podrían acortar tu vida.

El Dr. Patrick Quillin, autor de Beating Cancer with Nutrition,(venciendo al cáncer con nutrición) hace un punto muy válido al declarar: "Eres lo que comes". Los veterinarios conocen el vínculo insustituible entre la ingesta de nutrientes y la salud de los animales que cuidan. En realidad, la mayoría de las mascotas y las criaturas del zoológico comen mejor que la mayoría de los estadounidenses. Su perro o gato probablemente obtiene una fórmula equilibrada de proteínas, carbohidratos, grasa, fibra, vitaminas y minerales.

Sin embargo, la mayoría de nosotros comemos por gusto, costo y conveniencia. El alimento más comúnmente consumido en Estados Unidos es la harina blanca refinada sin valor nutricional. Mientras tanto, nuestro ganado come el germen de trigo y salvado más nutritivos que tenemos.

Un cartel colocado cerca de las máquinas expendedoras de comida chatarra en un gran zoológico de la ciudad advierte: "No alimente este alimento a los animales o podrían enfermarse y morir".

¡Piénsalo! ¿Por qué es que la comida chatarra no se debe dar a los animales? Sin embargo, la comida chatarra se sirve en las escuelas y los hospitales. ¿Por qué es que nuestra población más vulnerable, las personas enfermas, niños y adultos mayores, comen lo que los animales no deberían comer?

Cuando leí el libro detalladamente escrito del Dr. Quillin, descubrí que era directo al punto, y el pasaje anterior fue una verdadera revelación para mí. Tiendo a leer libros más de una vez; porque cada vez que los leo, encuentro más información, o al menos encuentro nueva información que se me paso en mi lectura anterior. Leí varios libros sobre nutrición y estos me ayudaron a comprender que debía hacer un cambio tocante a la nutrición. Era increíble darse cuenta de que estaba descuidando uno de los aspectos más importantes de mi salud.

Recuerdo que cuando estaba en el hospital todavía recuperándome de la cirugía, me ofrecían gentilmente bocadillos entre las comidas. Por lo general, eran helados y jugos de frutas con azúcar y sabores y colores artificiales. Comencé a pensar en la escasez de nutrientes de esos bocadillos para un cuerpo entonces débil como el mío y el de los demás enfermos del hospital. Sin embargo, la nutrición es una preocupación menos para la mayoría de las instituciones de atención de salud ortodoxas.

La nutrición debe ser la base del bienestar

Actualmente hay más personas obesas que nunca; Estados Unidos tiene el primer lugar en obesidad mundial seguido por México. Es difícil entender ¿por qué las instituciones como escuelas y hospitales que están regulados por el gobierno no refuerzan la importancia de la nutrición como forma de prevención? Dejaré este pensamiento aquí para tu reflexión, a veces tú no estás en posición de abogar por un grupo de personas, entonces al menos hazlo por ti y tu familia inmediata.

Descubrir la nutrición adecuada fue un cambio radical para mí. Un cambio en los hábitos alimenticios que debo admitir fue muy desafiante porque mi cuerpo estaba acostumbrado a mis hábitos alimenticios de toda la vida y hacer un cambio drástico fue todo un reto para mí. Tuve que aprender a seleccionar la mayor parte de mis víveres del área de frutas y verduras, básicamente de las orillas del súper y evitar los pasillos de las tiendas de comestibles donde está toda la harina, productos enlatados, procesadas y las cosas azucaradas.

También evité comprar alimentos enlatados, ya que los alimentos enlatados contienen mucho sodio y conservantes además del BPA. Según la Clínica Mayo, BPA significa bisfenol A, y es un producto químico industrial que se ha utilizado para fabricar ciertos plásticos y resinas desde la década de 1960 (Clínica, ¿Qué es BPA?, 2016).

Debes reducir el uso de alimentos enlatados, ya que la mayoría de las latas están revestidas con resina que contiene BPA. Según el Consejo de Defensa de los Recursos Naturales (NRDC), el BPA es tóxico. "Se utiliza en el revestimiento de alimentos y latas de refrescos para evitar que el contenido corroe el metal. BPA también sirve en los recibos de papel térmico, los recibos que recibimos al hacer alguna compra. Estos recibos no se imprimen realmente con tinta; están recubiertos con productos químicos que reaccionan al calor y cambian de color para crear la apariencia del tipo impreso".

INCREÍBLE, cómo esta información típicamente no se comparte con el público en general. Las agencias de salud pública deben crear campañas masivas para informar a la gente, especialmente a los padres, para que puedan ser conscientes y evitar darles a tus hijos este veneno. Entender esto fue de gran ayuda para mí. Ya no compro alimentos enlatados, a menos que explícitamente indique que está libre de BPA. También durante el periodo de recuperación, modifiqué mi dieta de una dieta muy alta en carbohidratos y de azúcar a una más densa en nutrientes.

Esto significa que durante el período de tratamiento, tuve que quitar los alimentos que contenían harina, incluyendo pan, pasta y tortillas de mi mesa. Al principio, excluí muchos alimentos, como los que contienen almidón, la harina, el azúcar y la lactosa, e incorporé en mi dieta muchos vegetales y frutas, asegurándome de comer suficientes alimentos que tuvieran proteínas.

Esta última fue particularmente desafiante para mí porque nunca he sido de comer mucha carne, pero educarme sobre alimentos que contienen proteínas distintas de la carne fue una tarea que tenía que cumplir. Además de la carne, también puedes encontrar proteínas en los siguientes alimentos; huevos, almendras, avena, brócoli, atún, quinua, lentejas, garbanzos, frijol, pan de Ezequiel, coles de Bruselas, etc. (Gunnars, 2018).

Debo admitir que me fue difícil incluir más vegetales en mi dieta porque antes de esto, mi consumo de vegetales se había limitado a una selección muy básica.

Como mi menú era limitado me resultó más difícil cambiar mis hábitos alimenticios de toda la vida a unos más variados y nutritivos.

Para hacer la transición más sencilla probaba una verdura nueva a la vez y trataba de ingerirla de diferentes maneras; como en jugo, al vapor, cruda, etc. Aunque no he sido de comer mucha comida "chatarra", mi menú consistía de comidas que tenían un alto contenido de carbohidratos (arroz, papas, harinas etc.). Básicamente, mi cuerpo tenía antojos de carbohidratos y el cambio a una dieta baja en carbohidratos no fue fácil.

Mi objetivo principal al decidir por alimentos más nutritivos fue darle a mi cuerpo lo que necesitaba para curarse a sí mismo. Una vez que aprendí a identificar los nutrientes de los alimentos en las etiquetas o en la literatura, todo comenzó a tener más sentido para mí. La decisión de cambiar mis hábitos alimenticios funcionó bien. Tener la información disponible me ayudó con mi decisión de mantener el curso.

Los testimonios de personas que habían adquirido un bienestar óptimo a través de la nutrición también me ayudaron y me alentaron para continuar.

Algunas de las frutas básicas que comía y que sigo consumiendo son naranjas, plátanos, uvas, arándanos, fresas, moras, papaya, guanábana, melón, etc. Sin embargo, cuando aprendí y entendí el valor de tener una variedad de frutas y verduras, incorporé más variedad en una manera sistemáticamente en mi régimen actual.

Más adelante te daré un resumen de los valores nutricionales de algunas frutas y verduras.

Observa este dato, las personas que comen siete o más porciones de frutas y verduras frescas cada día pueden reducir el riesgo hasta en un 42 por ciento de morir a causa de una amplia variedad de enfermedades en comparación con las personas que consumen menos de una porción, según un nuevo estudio realizado por investigadores británicos quienes rastrearon los hábitos alimenticios de más de 65,000 personas durante 12 años.

Más notablemente, los investigadores dijeron que pudieron cuantificar los beneficios para la salud por porción de frutas y verduras consumidas.

Una a tres porciones diarias redujo la probabilidad de muerte por cualquier causa en un 14 por ciento, tres a cinco porciones tuvo un impacto del 29 por ciento, cinco a siete porciones disminuyeron las posibilidades en un 36 por ciento y siete o más porciones produjeron una disminución del riesgo del 42 por ciento de la muerte. ¿No es increíble? Pensar que podemos aumentar las posibilidades de vivir una vida más larga y saludable al consumir más frutas y verduras frescas (Rudrappa, 2018).

Valores nutricionales de algunas frutas y verduras

Las zanahorias son antibacterianas, anti fúngicas, antiinflamatorias, refuerzan el sistema inmunológico y tienen propiedades anticancerígenas, específicamente contra la leucemia y el cáncer de colon.

Las remolachas son altas en antioxidantes. Al igual que las zanahorias, también son ricas en carotenoides, licopeno y vitamina A. Las remolachas también son una buena fuente de vitamina C, ácido fólico, manganeso y potasio. Pueden disminuir tu presión arterial e incluso mejorar el rendimiento físico.

El apio contiene vitaminas A, C y K, así como minerales como el potasio, el calcio y el magnesio, y algunos anticancerígenos notables.

Los pimientos frescos, rojos o verdes, son una fuente rica de vitaminas C, esta vitamina está particularmente concentrada en pimientos rojos. Sólo 100 g de pimiento rojo proporcionan aproximadamente 242 mg de vitamina C, un potente antioxidante soluble en agua dentro del cuerpo humano, se requiere para la síntesis de colágeno.

El colágeno es la principal proteína estructural del cuerpo requerida para mantener la integridad de los vasos sanguíneos, la piel, los órganos y los huesos.

El consumo regular de alimentos ricos en esta vitamina previene el escorbuto, aumenta la inmunidad y elimina los radicales libres dañinos e inflamatorios del cuerpo.

Los pepinos contienen antioxidantes únicos en cantidades moderadas, como la vitamina C, la vitamina A, y la luteína. Estos compuestos actúan como eliminadores de protección contra los radicales libres derivados del oxígeno y las especies reactivas del oxígeno que desempeñan un papel en el envejecimiento y en diversos procesos de enfermedades.

Los pepinos tienen una sorprendente cantidad de vitamina K y proporcionan aproximadamente 17 ug. De esta vitamina por 100 gramos. Se ha encontrado que la vitamina K desempeña un papel en la resistencia ósea al promover la actividad osteoblástica (construcción de masa ósea). También tiene un papel establecido en el tratamiento de la enfermedad de Alzheimer al limitar el daño neuronal en el cerebro humano.

Se ha encontrado que los antioxidantes presentes en los tomates protegen contra los cánceres, incluidos los tumores de colon, próstata, mama, endometrio, pulmón y pancreático. El licopeno, un antioxidante flavonoide, es un compuesto fitoquímico único que se encuentra en los tomates. Las frutas rojas tienden a poseer más de este antioxidante. Junto con los carotenoides, el licopeno puede ayudar a proteger las células y otras estructuras del cuerpo humano de los dañinos radicales libres de oxígeno.

Los estudios demuestran que el licopeno protege la piel de los rayos ultravioleta (UV) y, por lo tanto, ofrece cierta defensa contra el cáncer de piel.

La zeaxantina es otro compuesto flavonoide presente en abundancia en esta verdura. Ayuda a proteger los ojos de la "degeneración macular relacionada con la edad" (ARMD, por sus siglas en inglés) en adultos mayores al filtrar los dañinos rayos ultravioleta.

Los limones también están llenos de numerosos nutrientes que benefician la salud. La fruta es baja en calorías, con solo 29 calorías por 100 gramos.

Este valor es uno de los más bajos para todos los cítricos. Contienen cero grasas saturadas o colesterol. No obstante, son una excelente fuente de fibra dietética (7,36% de RDA). Los limones son una de las frutas de muy bajo índice glucémico.

El sabor ácido del limón se atribuye al ácido cítrico. El ácido cítrico constituye hasta el 8% de su zumo. Es un conservante natural, ayuda a la digestión y ayuda a disolver los cálculos renales.

Los limones, al igual que otros cítricos, son una excelente fuente de vitamina C (ácido ascórbico). El ácido ascórbico es un potente antioxidante natural soluble en agua. Esta vitamina es útil para prevenir el escorbuto. Además de eso, el consumo de alimentos ricos la vitamina C ayuda al cuerpo humano a desarrollar resistencia contra los agentes infecciosos y elimina los dañinos radicales libres pro inflamatorios de la sangre. Los limones también contienen una cantidad saludable de minerales como hierro, cobre, potasio y calcio. El potasio es un componente importante de los fluidos celulares y corporales que ayuda a controlar la frecuencia cardíaca y la presión arterial.

Las manzanas son ricas en Fitonutrientes antioxidantes, flavonoides y polifenoles. Algunos de los flavonoides importantes en las manzanas son la quercetina, la epicatequina y la procianidina B2. Además, también son altos en ácido tartárico que es lo que les da su sabor agrio. En conjunto, estos compuestos ayudan a proteger el cuerpo de los efectos dañinos de los radicales libres. Las manzanas contienen buenas cantidades de vitamina C y B-caroteno.

La carne cremosa del aguacate contiene muchos antioxidantes flavonoides y polifenólicos que promueven la salud, como la criptoxantina, luteína, zeaxantina, beta y alfa carotenos, aunque en pequeñas cantidades. Juntos, estos compuestos funcionan como eliminadores de protección contra los radicales libres derivados del oxígeno y las especies reactivas del oxígeno (ROS) que desempeñan un papel en el envejecimiento y en diversos procesos de enfermedades. Los aguacates también son ricos en muchas vitaminas beneficiosas para la salud, como las vitaminas A, E, K.

Los aguacates también son excelentes fuentes de minerales como el hierro, el cobre, el magnesio y el manganeso. El magnesio es esencial para el fortalecimiento de los huesos y también tiene una función de protección cardíaca. El manganeso es usado por el cuerpo humano como un cofactor para la enzima antioxidante. El hierro y el cobre son necesarios para la producción de glóbulos rojos.

La lista sigue y sigue. Hay varios sitios web y libros confiables en los que puedes encontrar los valores nutricionales de casi cualquier tipo de fruta y verdura que podrían ser de ayuda para tu condición particular. Mi opinión sobre esto es simplemente hacerlo, porque tiendes a encontrarte con tantas opciones que es fácil terminar por no hacer nada.

Como parte de mi régimen contra el cáncer, yo integre más frutas y verduras a mi dieta diaria, comencé a hacer jugos con un exprimidor simple que era complicado de usar y limpiar. Más tarde, invertí en uno más práctico. Si el jugo no es lo tuyo, haz todo lo posible por consumir frutas y verduras en su forma cruda, para aprovechar al máximo los nutrientes.

Hay algunas consideraciones que debes tener en cuenta al consumir frutas y verduras. Si bien todas ellas contienen una variedad de nutrientes esenciales, puede que algunas de ellas no sean bien absorbidas por tu cuerpo. Esto puede ser específicamente cierto para las verduras crucíferas como el brócoli, la coliflor y el repollo, estas verduras son altas en azufre.

Los alimentos ricos en azufre se descomponen en el intestino grueso y producen gas si tu intestino no está funcionando en condiciones óptimas.

Esto podría ser preocupante para quienes padecen el síndrome del intestino irritable, así que consulta a tus proveedores de atención médica si necesitas más aclaraciones o recomendaciones específicas sobre determinadas frutas y, o verduras que sean más adecuadas para ti y tu tipo de condición médica.

El Dr. Rashid A. Buttar en su extraordinario libro, Los 9 pasos para mantener alejado al médico, destacó la importancia de las frutas y verduras orgánicas.

Invierte en tu salud.

La conclusión es que la base de toda curación comienza con lo que te pones en la boca. No es suficiente dejar de comer las pastas y los dulces. Es vital que comiences a darle a tu cuerpo una base fuerte que necesita para la reparación y la regeneración.

Como acabas de ver, una manzana no es "solo" una manzana. Debes comenzar a consumir más frutas y verduras orgánicas cada día. Sí, los productos orgánicos pueden costar más, pero considera esto como una inversión en tu propia salud que pagará dividendos mucho más allá de los pocos centavos adicionales que gastarás.

Jugos

El jugo fue, y sigue siendo mi principal fuente de energía. Comencé a tomar jugos todos los días y todavía tomo jugos por lo menos cinco días a la semana. El jugo es el proceso de extracción de jugo de frutas, verduras o tubérculos (papas, rábanos, yuca). El jugo se puede extraer utilizando cualquiera de las máquinas de exprimido, que incluyen exprimidores manuales, exprimidores dobles, exprimidores hidráulicos o exprimidores centrífugos.

El líquido resultante rico en nutrientes generalmente se consume inmediatamente después de la extracción de jugo para maximizar los beneficios para la salud.

Aunque el jugo fresco contiene los mismos nutrientes que las frutas y verduras originales, el proceso de extracción de jugo elimina las fibras y hace que el jugo sea más concentrado. Es más fácil de digerir y más fácil de absorber en el torrente sanguíneo. En consecuencia, el jugo es una forma más efectiva de absorber altas concentraciones de nutrientes (vitaminas, minerales y enzimas) de las frutas y los vegetales al cuerpo. Este protocolo fue definitivo para mi recuperación.

Mi salud después de la radiación y la cirugía estaba muy debilitada y los efectos secundarios de ambos procedimientos me habían enviado a la lona. Desde allí, gracias a Dios y a todo el aprendizaje que obtuve, logré volver a sostenerme en mis dos pies. Estoy muy agradecida con los miembros de mi familia, particularmente con mi esposo por apoyarme en esta jornada contra el cáncer, creo que no lo hubiese podido lograr sin su apoyo.

Todavía continuo tomando jugos, y consumiendo muchas verduras, frutas y más. Beber jugo puro y crudo fue algo que le dio a mi cuerpo el impulso adicional energéticamente hablando que necesitaba para seguir adelante.

El jugo libera alrededor del 90% de los nutrientes en los alimentos, lo cual es aproximadamente tres veces mejor de lo que puedes hacer con tus dientes. Por lo tanto, el jugo es una forma fácil de extraer grandes cantidades de nutrientes sin tener que sentarse y masticar.

El jugo también se absorbe fácilmente en el torrente sanguíneo. Ni siquiera tienes que usar ninguna energía para masticar. Entra directamente en el torrente sanguíneo y aporta vitaminas, minerales, enzimas, Fitonutrientes y energía directamente a las células. El jugo es energía de combustión limpia inmediata.

Las frutas y verduras orgánicas son altamente recomendables para jugos. Desafortunadamente, la mayoría de las frutas y verduras no orgánicas están contaminadas con herbicidas y pesticidas; Si es posible, sería beneficioso cultivar tus propias frutas y verduras o comprar a compradores locales.

Eso es porque la mayoría de las frutas y verduras de las tiendas de comestibles se cosechan cuando aún están verdes para que puedan ser transportadas sin estropearse. Por esa razón, es muy importante comprar a los productores locales, como los mercados al aire libre también conocidos como tianguis o cultivar tus propias frutas y verduras cuando sea posible. Intenta comer frutas y verduras de temporada para aumentar las posibilidades de comerlos desde los campos hasta tu mesa.

En resumen

Actualmente hay más personas obesas que nunca; Estados Unidos tiene el primer lugar en obesidad mundial seguido por México. Es difícil entender ¿por qué las instituciones como escuelas y hospitales que están regulados por el gobierno no refuerzan la importancia de la nutrición como forma de prevención? Dejaré este pensamiento aquí para tu reflexión, a veces tú no estás en posición de abogar por un grupo de personas, entonces al menos hazlo por ti y tu familia inmediata.

Descubrir la nutrición adecuada fue un cambio radical para mí. Un cambio en los hábitos alimenticios que debo admitir fue muy desafiante porque mi cuerpo estaba acostumbrado a mis hábitos alimenticios de toda la vida y hacer un cambio drástico fue todo un reto para mí. Tuve que aprender a seleccionar la mayor parte de mis víveres del área de frutas y verduras, básicamente de las orillas del súper y evitar los pasillos de las tiendas de comestibles donde está toda la harina, productos enlatados, procesadas y las cosas azucaradas.

El jugo es el proceso de extracción de jugo de frutas, verduras o tubérculos (papas, rábanos, yuca). El jugo se puede extraer utilizando cualquiera de las máquinas de exprimido, que incluyen exprimidores manuales, exprimidores dobles, exprimidores hidráulicos o exprimidores centrífugos.

El líquido resultante rico en nutrientes generalmente se consume inmediatamente después de la extracción de jugo para maximizar los beneficios para la salud.

CAPITULO OCHO
PASOS PRÁCTICOS QUE UTILICE
PARA RECUPERAR EL BIENESTAR.

Un artículo en la Asociación Americana de Científicos Farmacéuticos afirmó: "Solo de 5-10% de todos los casos de cáncer pueden atribuirse a defectos genéticos, mientras que el 90-95% restante tiene sus raíces en el medio ambiente y el estilo de vida ... El cáncer sigue siendo un problema mundial" un asesino, a pesar de la enorme cantidad de investigación, dinero invertido y los rápidos desarrollos observados durante la última década en áreas como tecnología, comunicación y más.

Según estadísticas recientes, el cáncer representa aproximadamente el 23% del total de muertes en los EE. UU. Y es la segunda causa más común de muerte después de una enfermedad cardíaca". Sorprendentemente, el hecho de que un porcentaje muy pequeño de casos de cáncer son atribuidos a defectos genéticos, esto significa que la mayoría del cáncer se puede prevenir e incluso revertir si se cambian los factores que los provocan como son toxinas ambientales y de estilo de vida poco saludables ("Que es cáncer", 2018).

La mayoría de las estrategias que utilicé son prácticas y simples de implementar.

La mayoría de ellas son baratas, y te ayudarán enormemente.

La mayoría de las recomendaciones como beber suficiente agua, respirar profundamente, hacer ejercicio, dormir lo suficiente y controlar tus niveles de estrés son de sentido común, pero desafortunadamente no son una práctica común.

Comprender estos sencillos pasos para mantener tu cuerpo en equilibrio es fundamental para recuperar el bienestar.

Una tarea fácil, como beber suficiente agua limpia, es fundamental para mantener tu cuerpo hidratado y tu mente relajada. Los beneficios de beber suficiente agua durante el día son enormes, sin embargo, si no estás acostumbrado a hacerlo, puedes tener dificultades al principio. Algunas ideas para ayudarte a beber más agua son agregar algunas frutas o verduras naturales a una jarra de agua con fresas, como pepino, menta o limón.

¿Cuánta agua es suficiente? La mayoría de los expertos recomiendan que calcules la cantidad de agua que necesitas basado en tu peso corporal en libras o kilogramos y luego la dividas por dos. El resultado es la cantidad de agua en onzas recomendada para beber todos los días. Por ejemplo, si pesa 120 libras y lo divides en dos, te da sesenta (60) onzas que es la ingesta diaria de agua recomendada para ti.

Si no está acostumbrado a beber tanta agua, comienza a incorporarla lentamente hasta que alcances la cantidad recomendada. Las personas que están acostumbradas a tomar bebidas azucaradas pueden encontrarse con más que un desafío al tratar de beber agua. Tu paladar podría estar tan acostumbrado a las bebidas dulces que la transición a beber agua puede ser difícil. Recuerda que beber suficientes líquidos no es lo mismo que beber suficiente agua.

Otra estrategia importante y gratuita para mantener tu cuerpo en equilibrio es la oxigenación a través de la respiración adecuada. La mayoría de las personas respiran de forma superficial en lugar de respirar directamente desde el estómago. Necesitas inhalar por la nariz, llenar tus pulmones por completo y exhalar por completo para asegurarte de que estás respirando profundamente.

Respira profundamente por la nariz y haz una pausa antes de relajarte mientras soplas el aire de tu boca las respiraciones desactivan el al estrés, lo que permite una función cerebral óptima, pensamientos claros y relajación.

Podrías practicar este ejercicio varias veces durante el día. Configura un teléfono u otro método para que te recuerde y practica la respiración adecuada de preferencia cada hora. No te llevará más de un minuto, pero los resultados son sustanciales. Incluso podrías practicar este ejercicio mientras conduces, cuando esas acostado en la cama, sentado o de pie, así que no hay escusas para hacerlo.

Mi siguiente actividad favorita fue el rebote

(rebounding/bounce). El ejercicio de rebote es un tipo de ejercicio de bajo impacto con impulso elástico que generalmente se realiza en un dispositivo conocido como rebote, a veces llamado "mini-trampolín", que desciende directamente de los trampolines atléticos regulares. Aprendí sobre el rebote mientras investigaba métodos alternativos para tratar el cáncer. Descubrí que tiene enormes beneficios, particularmente en el drenaje del sistema linfático. Este se drena a través de la piel durante la actividad de rebote.

Noticias Naturales (Natural News) informa que rebotar en un reboteador durante dos minutos cada hora es una buena terapia para prevenir o tratar el cáncer. Una hora después del rebote, el recuento de glóbulos blancos se normaliza.

Rebotar cada hora mantendrá tu sistema inmunológico en funcionamiento óptimo

Yo utilizo el trampolín temprano en la mañana antes de ducharme durante unos diez a quince minutos. Puedes comenzar lentamente y hacer un par de minutos tres veces al día y luego aumentar constantemente el tiempo hasta llegar a la cantidad de tiempo deseada.

Otros beneficios de rebotar incluyen:

- Aumenta el drenaje linfático y la función inmune
- Excelente para el sistema esquelético y para aumentar la masa ósea
- Mejora la digestión
- Más del doble de efectivo que correr sin la tensión adicional en los tobillos y las rodillas
- Aumenta la resistencia a nivel celular al estimular la producción mitocondrial (responsable de la energía celular)
- Mejora el equilibrio estimulando el vestíbulo en el oído medio
- Mejorar los efectos de otros ejercicios

Un estudio encontró que aquellos que se utilizaron el trampolín durante 30 segundos entre series de levantamiento de pesas vieron un 25% más de mejoría después de 12 semanas que los que no lo hicieron.

Rebotar ayuda a circular el oxígeno por todo el cuerpo
Rebotar es un ejercicio para todo el cuerpo que mejora el tono muscular en todo el cuerpo

Algunas fuentes afirman que el movimiento único de rebote también puede ayudar a apoyar la tiroides y las glándulas suprarrenales
Aparte ¡rebotar es divertido! (Bernestein, 2014).

La extracción del aceite de coco es otra práctica de muy bajo costo que aun continuo utilizando. Ayuda a mantener la boca libre de bacterias dañinas que podrían provocar enfermedades. Es una práctica ayurvédica en la que utilizas una cucharada de aceite de coco en tu boca como la primera actividad del día y la agitas por un periodo de diez a veinte minutos (tirar a la basura y luego lavarse los dientes normalmente). Este proceso también ayuda a blanquear tus dientes.

Además de estas estrategias, hay muchas más que merecen atención, ya que prometen enormes beneficios para el bienestar y el equilibrio del cuerpo.

Sin entrar en más detalles, aquí te presento otras estrategias que incluí en mi tratamiento contra el cáncer, así como tomar suplementos, equilibrar la mente y el espíritu, relajarme, y meditar.

Todos estos factores fueron vitales para fortalecer mi cuerpo mientras luchaba contra el cáncer.

El protocolo de Budwig, aparte de los hábitos prácticos que tome también seguí algunos protocolos específicos para darle a mi cuerpo mayores oportunidades de recuperación. Uno de ellos fue el protocolo de Budwig. El protocolo de Budwig consiste en mezclar aceite de linaza orgánico combinado con requesón (cottage cheese) orgánico bajo en grasa, con el objetivo principal de oxigenar las células del cuerpo, el oxígeno aniquila las células malignas por eso este método es muy efectivo contra el cáncer, por otro lado fortalece a las células sanas.

Hoxsey, el otro enfoque que utilicé al mismo tiempo con el Budwig fue el protocolo de Hoxsey prescrito en la Clínica Biomédica en Tijuana, México.

Oxígeno hiperbárico, además de estos dos protocolos, también recibí un tratamiento de aproximadamente treinta y cinco sesiones de oxígeno hiperbárico. La terapia de oxígeno hiperbárico consiste en respirar oxígeno puro en un tubo presurizado.

En una cámara de oxigenoterapia hiperbárica, la presión del aire aumenta a tres veces más que la presión del aire normal. Bajo estas condiciones, tus pulmones pueden reunir más oxígeno del que sería posible respirar oxígeno puro a la presión normal del aire. Tu sangre transporta este oxígeno por todo tu cuerpo. Esto ayuda a combatir las bacterias y estimular la liberación de sustancias llamadas factores de crecimiento y también células madre que promueven la curación. (Clínica, 2018).

Aunque este tratamientos podría ser costoso, particularmente en Estados Unidos. Aunque hay clínicas y médicos en México por ejemplo que lo utilizan y cobran alrededor de $100.00 dlls. Por sesiones de una hora.

Tener la experiencia de pasar por este tratamiento fue muy positivo. Fue una oportunidad para acelerar el proceso de curación de mi cuerpo después de tanto estrés durante el proceso de radiación y cirugía.

Debo confesar que, algunas veces, cuando estaba dentro de la cámara de oxigeno hiperbárica me sentí incómoda por estar dentro de la cámara herméticamente cerrada durante noventa minutos que es lo que duraba cada sesión de mi tratamiento, pero siempre me programaba para recibir la sesión con muchas esperanzas y positivismo.

Recibir este tratamiento ayudó a mi cuerpo a recuperarse más rápidamente y los beneficios han sido a largo plazo.

Agua

Comencé a beber más agua en lugar de bebidas dulces carbonatadas, y fui muy consiente acerca de la importancia del agua en recuperación. Esta es probablemente la forma más simple pero más importante de estimular tu sistema linfático. Similar a la plomería en tu hogar que elimina residuos; Tu sistema linfático funcionará de manera más eficiente cuando tenga agua para moverlo.

La deshidratación es la causa principal de un sistema linfático poco productivo. Tu sistema linfático es uno de los sistemas de eliminación más ignorados y descuidados en tu cuerpo, pero uno de los más importantes. En un artículo publicado por la Publicación de Salud de Harvard, se afirmó que el agua hace que todos los sistemas del cuerpo funcionen correctamente. Señaló que el agua tiene muchos trabajos importantes, tales como:

- Llevar nutrientes y oxígeno a las células
- Enjuaga las bacterias de la vejiga
- Ayuda a la digestión
- Previene el estreñimiento
- Normaliza la presión sanguínea
- Estabiliza los latidos del corazón
- Protege órganos y tejidos
- Regula la temperatura corporal
- Mantiene el equilibrio de electrolitos (sodio)

Todo esto hace mucho sentido porque el agua es un líquido vital, necesario para la vida. Aunque muchas personas tienden a ignorar esta necesidad vital, y a causa de eso sufren de deshidratación crónica la cual trae consigo afecciones negativas para el cuerpo, por eso es importante comprender la importancia de beber agua e identificar los síntomas más comunes de la deshidratación.

Las señales de advertencia de deshidratación incluyen debilidad, presión arterial baja, mareos, confusión u orina de color oscuro. La mayoría de las personas necesitan al menos entre cuatro a seis vasos de agua al día dependiendo del peso, puedes dirigirte a la formula presentada anteriormente.

> *"La aptitud física no es solo una de las claves más*
> *importantes para un cuerpo sano, es la base de la actividad*
> *intelectual dinámica y creativa".*
> —*John F. Kennedy*

Ejercicio

Ahora bien, es del conocimiento general que el ejercicio tiene abundantes beneficios especialmente para la salud, por eso es importante prestarle la debida atención y hacer de este un buen habito. Incorporé ejercicio de una manera más consistente en mi régimen de sanación. No soy deportista, ni siquiera cerca de serlo. En realidad, ir al gimnasio, para hacer ejercicio formal no está en mis hábitos. Me gusta caminar y trotar; me gusta andar en bicicleta y saltar en el mini trampolín, y eso es lo que hice. Lo mejor de hacer ejercicio es agregarlo a tu rutina diaria, puede ser fácil y no requiere mucho trabajo adicional.

Enfócate en pequeños pasos inicialmente para hacer tu vida más dinámica y activa. Por ejemplo, usa las escaleras todo lo que puedas o estaciónate lejos de tu ubicación y así caminas el resto del camino. Yo compré un mini trampolín y comencé un régimen de rebote de una manera regular de hasta veinte minutos diarios. Caminar también formaba parte de mi rutina diaria. Es esencial que consultes con tu médico antes de comenzar cualquiera de estos programas de ejercicios.

Las investigaciones muestran que el ejercicio reduce principalmente el riesgo de dos tipos de cáncer: colon y mama. El ejercicio también reduce el riesgo de cáncer de endometrio y de pulmón. Aunque la investigación aún no es definitiva, algunos hallazgos sugieren que el riesgo de cáncer de endometrio y cáncer de pulmón puede ser menor si realizas una actividad física regular en comparación con las personas que no están activas.

El ejercicio también mejora tu calidad de vida, y si eres un sobreviviente de cáncer eso es vital.

Por otra parte la investigación muestra que realizar una actividad física regular no solo ayuda a mejorar tu calidad de vida sino que también mejora tu condición física.

El Dr. Rashid A. Buttar en su libro Los 9 pasos para mantener alejado al médico reitera la importancia de hacer ejercicio para la función óptima del cuerpo al afirmar: mejora la frecuencia cardíaca lo que permite que el corazón funcione a un ritmo más óptimo. Se liberan endorfinas que alivian el estrés, lo que te coloca en un mejor estado psicológico. Por otro lado, el sistema linfático es estimulado, aliviando el estancamiento liquido del sistema que es crucial. Sin embargo, todo esto es ignorado por la medicina tradicional en la prevención de enfermedades crónicas.

El ejercicio aumenta tus posibilidades de vivir más tiempo. La ciencia ha demostrado una y otra vez que la actividad física puede reducir tu riesgo de morir temprano a causa de las principales causas de muerte, como las enfermedades cardíacas y algunos tipos de cáncer. Es importante notar que tan solo algunas actividades simples pueden tener un impacto muy importante en tu bienestar.

Las personas que son físicamente activas durante aproximadamente siete horas a la semana tienen un riesgo cuarenta por ciento menor de morir antes que aquellos que están activos durante menos de treinta minutos a la semana.

No tienes que hacer actividad por largos periodos o actividad de intensidad y vigorosa para reducir tu riesgo de muerte prematura. Puedes tener un menor riesgo de morir a temprana edad con tan solo treinta minutos al día de actividad aeróbica de intensidad moderada.

Es esencial que consultes con tu médico antes de comenzar cualquiera programa de ejercicios.

Cepillado en piel seca

También incorporé el cepillado de piel seca en mi régimen. Una de las mejores razones para hacer esto es que no te costará mucho esfuerzo, pero las ventajas son muchas y de larga duración.

Como muchos de ustedes saben, nuestra piel es el órgano más grande que tenemos en el cuerpo, es órgano de absorción y eliminación. Muchas personas exfolian la piel de la cara con regularidad, pero la verdad es que todo tu cuerpo podría recibir una exfoliación completa y regular.

La piel que está obstruida con toxinas y células muertas no puede funcionar correctamente porque las toxinas no se pueden eliminar debido a la obstrucción. Dado que se estima que la piel elimina más de una libra de desechos por día, el cepillado de la piel es una excelente rutina para ayudar con este proceso.

El cepillado seco de la piel puede proporcionar numerosos beneficios, como mejorar la circulación, el drenaje linfático, como estimulación hormonal y reafirmación de la piel.

Todo lo que debes hacer es tomar un cepillo de cerdas naturales y pasarlo sobre tu piel.

Esto no solo elimina la piel muerta, que ayuda al sistema linfático a eliminar toxinas, sino que también te da más energía. Esto es perfecto para las personas que se sienten cansadas y tienen otros síntomas asociados con la fatiga crónica. Otro beneficio es la reducción de la celulitis y una mejoría de la condición de tu piel.

Como hacerlo

El cepillado de la piel seca se hace mejor a primera hora La mañana (antes de bañarse) porque la mayoría de las toxinas se acumulan y se liberan durante el sueño. Comienza con las plantas de los pies y cepilla con movimientos circulares hacia arriba a medida que avanzas por las piernas y hacia el corazón. Haz lo mismo comenzando con las manos por arriba de los brazos. La rutina es fácil y no debe tomar más de cinco minutos.

Para obtener mejores resultados, puedes hacer el cepillado de la piel diariamente, pero si no te es posible, hazlo por lo mínimo tres veces a la semana para obtener buenos resultados.

Lo mejor es utilizar un cepillo de cerdas naturales. Evita los cepillos de nylon y sintéticos porque pueden rayar e irritar la piel. También es importante cepillarse el abdomen, el tórax y el cuello, pero mantén los movimientos ligeros para evitar dañar la piel sensible de estas áreas.

Si puedes, consigue uno con un mango largo que tenga una muesca en la parte posterior del cepillo para poder insertar el mango. Otra opción es buscar un cepillo con una tira de tela adherida a la parte posterior del cepillo (para insertar tu mano) y así poder sostener mejor el cepillo.

Protocolo de budwig

También utilicé el protocolo de la Dra. Johanna Budwig. Ella nació en Alemania en 1908 y falleció en el 2003 a la edad de 95 años. Se le ha referido como una de las mejores científicas europeas en investigación de cáncer, bioquímica, especialista en sangre, farmacóloga alemana y física. La Dra. Budwig fue nominada en siete ocasiones al Premio Nobel de medicina.

La Dra. Budwig no creía en el uso de tratamientos que inhiban el crecimiento tumoral, como la quimioterapia o la radiación. Ella lo citó diciendo: "Declaro sin ambages que los tratamientos hospitalarios habituales en la actualidad, en caso de crecimiento tumoral, sin duda conllevan un empeoramiento de la enfermedad o una muerte más rápida, y en personas sanas, causa cáncer rápidamente".

La Dra. Budwig descubrió que la combinación del aceite de linaza (flax seed oil), con su poderosa naturaleza curativa de las grasas insaturadas ricas en electrones esenciales, y el requesón (cottage cheese), que es rico en proteínas de azufre, produce una reacción química que hace que el aceite sea soluble en agua y se absorba fácilmente en la membrana celular (Weil, 2017).

En su investigación, aparte de proclamar que este protocolo inhibe el crecimiento de cáncer ella también dio crédito a esta maravillosa solución diciendo: "Lo mismo se aplica a las funciones nerviosas y para la regeneración dentro del músculo después de una actividad muscular extenuante, y en la llamada fase de recuperación oxidativa durante el sueño".

Este proceso requiere los ácidos grasos altamente insaturados, particularmente ricos en electrones en el aceite de linaza y agrego "Entonces, cuando deseo ayudar a un paciente muy enfermo, primero debo dar el aceite más óptimo que tengo. Mi opinión es el aceite de linaza".

Hay diferentes recomendaciones para preparar la receta Budwig, pero así es como lo hice yo de acuerdo a la literatura.

Mezclé tres cucharadas de aceite de linaza y seis cucharadas de requesón, estos dos ingredientes, (el requesón con el aceite de linaza) debe mezclarse bien hasta que no quede residuos de aceite y este compuesto se transforme en una mezcla liquida.

Los dos ingredientes deben estar completamente emulsionados; Puedes agregar fruta fresca, jugo de frutas, nueces crudas u otros sabores después de obtener la mezcla liquida del requesón y la mezcla de aceite.

Yo usualmente utilizo piña fresca para darle sabor porque la piña tiene un sabor más fuerte que otras frutas. Al principio de mi tratamiento yo tomaba esta bebida todos los días a primera hora de la mañana en ayunas, se recomienda que se tome en ayunas y no consuma nada más dentro de la siguiente media hora o también se puede consumir dos horas después de la comida para de estas maneras tendrá una mejor absorción.

Puedes utilizar dos cucharadas de aceite de linaza por cuatro cucharadas de requesón para utilizarla como mantenimiento. También lo utiliza usando un tercio de taza de linaza por dos tercios de taza de requesón, desde mi punto de vista esta fórmula es maravillosa.

"El problema de tratar siempre de preservar la salud
del cuerpo es que es muy difícil hacerlo sin destruir la salud
de la mente".
—*G K. Chesterton*

Emociones

Un aspecto que es importante de mencionar es tener siempre presente tu estado emocional. Es muy crucial que no guardes rencor contra nadie. Solo recuerda que la otra persona no está sufriendo con tu amargura, coraje, resentimiento, etc. la única persona que se hace daño eres tú; La única persona que pagará las consecuencias de la falta de perdón en tu corazón eres tú. Así que trata de desterrar esos sentimientos negativos para mantener tu mente en paz.

El estrés es un factor importante en el desarrollo de enfermedades, en la prevención de enfermedades, en el mantenimiento del bienestar y en la restauración de la salud.

Según la literatura, cree que el estrés es la causa de más del 50% de los problemas de salud. En mi propia experiencia previa al diagnóstico de cáncer, tuve varias situaciones relacionadas con el estrés crónico y agudo, tanto en lo personal como lo laboral las cuales contribuyeron a abrirle la puerta al cáncer.

Dado que la curación completa está relacionada con aprender a lidiar con el estrés y tu estado emocional en general, esto debe ser una de tus prioridades. La razón por cual digo esto es porque he visto a muchas personas hacer lo que piensan que es "correcto" en términos de nutrición y protocolos de salud y aun así no se ponen bien. Pero esas personas han tenido problemas emocionales significativos a los cuales hicieron caso omiso y no han podido ver resultados favorables hacia su recuperación.

El estrés crónico es provocado por emociones negativas como el miedo, la ira, la amargura, el resentimiento, la falta de perdón, los celos, la envidia, la vergüenza (avergonzarte de tus errores), el arrepentimiento, la ansiedad así como otros más.

Básicamente, cualquier emoción negativa que experimentes causa estrés primero en tu mente, y luego ese estrés se hace evidente en tu cuerpo y tu salud en general.

Ahora, tu cuerpo está diseñado inteligentemente para curarse a sí mismo, asumiendo que tú sabes cómo manejar las emociones negativas. Si no es así, hay varios programas disponibles para liberar el estrés. No tengo una recomendación en particular, pero yo personalmente seguí un par de técnicas como la meditación simple, tomándome unos minutos para practicar la respiración profunda, escribir las cosas que me inquietaban o los pendientes que tenía; algo que también recomiendo es escuchar música suave y hacer ejercicio moderado para liberar el estrés.

> *"El aire fresco empobrece al médico".*
> —*Proverbio danés*

Respiración profunda

Algunos de los beneficios de la respiración profunda incluyen la reducción del estrés y la presión arterial, el fortalecimiento de los músculos abdominales e intestinales, y el alivio de los dolores y molestias generales del cuerpo.

La respiración profunda también promueve una mejor eliminación de las toxinas de la sangre, libera toxinas del cuerpo y ayuda a un sueño saludable.

Además, la respiración profunda relaja la mente y el cuerpo y también te brinda claridad y conocimientos, este método también te ayudará a aliviar los problemas emocionales y despejará cualquier sensación incómoda de tu cuerpo.

El movimiento del diafragma durante la respiración profunda ayuda a masajear tus órganos, principalmente el estómago, el intestino delgado, el hígado, el páncreas y el corazón.

La respiración profunda fortalece el sistema inmunológico para que tu cuerpo pueda metabolizar mejor los nutrientes y las vitaminas. Ayuda a mejorar la postura y ayuda a la digestión y asimilación de los alimentos.

La energía y la resistencia de tu cuerpo aumentan, el corazón y los pulmones se fortalecen y tu sistema nervioso (cerebro, médula espinal y nervios) se nutre más. La respiración profunda incluso ayuda a controlar el peso, ya que el oxígeno adicional ayuda a quemar el exceso de grasa de manera más eficiente. Si tienes bajo peso, la respiración profunda ayuda a alimentar las glándulas y tejidos hambrientos.

Hay varias técnicas y formas que se utilizan para la respiración profunda, utiliza tu creatividad como se necesario, aquí te voy a presentar unos simples pasos para lograrlo.

Siéntate cómodamente con la espalda recta, pon una mano sobre tu pecho y la otra sobre tu estómago, inhala por la nariz sosteniendo el aire por aproximadamente cuatro segundos, exhala lentamente por la boca, expulsando la mayor cantidad de aire posible lentamente otra vez por aproximadamente cuatro segundos mientras contraes los músculos abdominales. Continúa respirando por la nariz y exhala por la boca, puedes repetir este ejercicio en ciclos de tres o cuatro, y hacerlo parte de tu rutina daría.

Rebote

Rebotar es el equivalente a saltar hacia arriba y abajo en un mini-trampolín. Debido a que el líquido linfático en su mayoría corre verticalmente, especialistas en esta área creen que los ejercicios de movimiento vertical, como el rebote, son más efectivos para la función linfática.

Se sabe que los movimientos verticales son particularmente efectivos en el bombeo de líquido linfático debido a la contracción continua y la relajación posterior de los músculos así como a la compresión y liberación continua de los tejidos conectivos y los espacios de los tejidos.

Es con millones de válvulas de retención unidireccionales que los fluidos linfáticos se mantienen en movimiento en una dirección unidireccional constante.

Los beneficios del rebote incluyen la activación de los vasos linfáticos al masajear órganos y tejidos vitales, fortalecer los huesos y tonificar la médula ósea.

El rebote, causa muy poco estrés en los huesos y articulaciones cuando se usa un reboteador terapéutico comparado con correr. El rebote fortalece los tejidos de todo el cuerpo, incluido el músculo cardíaco y facilita la desintoxicación profunda del cuerpo, fomenta la respiración profunda, así como la renovación del cerebro, la linfa y el líquido cefalorraquídeo.

El rebote convierte el movimiento mecánico en energía eléctrica en el cuerpo para la ampliación de las ondas de pensamiento y el impulso del sistema endocrino.

Además rebotar es divertido y no es complicado.

Rebota suavemente, en tu lugar, baila, salta, (asegúrese de tener el espacio adecuado). Cualquier cosa que hagas en el trampolín hará el trabajo indicado. Comienza con cinco minutos al día y trabaja hasta veinte o treinta minutos. Intenta hacer de esto un hábito diario o hazlo al menos cuatro o cinco veces por semana, alternando con otras actividades de movimiento.

Los reboteadores están disponibles en tiendas de artículos deportivos y en línea, y vienen en una amplia gama de precios. Si no puedes invertir en un reboteador, saltar cuerdas también son movimientos verticales, pero aumentará considerablemente la tensión en tus articulaciones.

Ty Bollinger en su libro La Verdad Sobre el Cáncer explica: "Un reboteador es básicamente un mini trampolín que, debido a la forma en que mueve el cuerpo, es una de las formas más efectivas de optimizar el sistema linfático, conformando el veinticinco por ciento del contenido de glóbulos blancos, los linfocitos, las células primarias del sistema linfático, extraen y eliminan las células anormales del cuerpo, incluidas las que tienen cáncer.

A diferencia de la sangre, que circula y trabaja constantemente para filtrar las toxinas de sus tejidos y células, independientemente de sus niveles de actividad física tu linfa solo funciona cuando tú estás físicamente activo".

Aceite de coco

El aceite de coco puro es rico en ácido láurico, de hecho, el cincuenta por ciento del aceite de coco es ácido láurico, un compuesto que generalmente se encuentra en la leche materna humana, lo que lo convierte en una de las mejores fuentes alimenticias de este nutriente disponible. El ácido láurico es beneficioso para disuadir parásitos, bacterias, hongos, levaduras y virus.

El aceite de coco crudo, orgánico y virgen se considera un súper alimento porque ayuda a aumentar la función cardiovascular, cura las células dañadas que pueden causar cáncer y otras enfermedades, y limpia el cuerpo.

La gente en todo el mundo ahora se está dando cuenta de los numerosos beneficios del aceite de coco. Este nos proporciona nutrientes esenciales que no se encuentran en ningún otro lugar y, de hecho, es una opción más saludable para el bienestar total del cuerpo.

La extracción de coco es un antiguo ritual ayurvédico que se remonta a más de tres mil años. Se trata de colocar una cucharada de aceite prensado en frío orgánico extra en la boca y luego agitarlo durante veinte minutos, aunque lo puedes hacer por lo mínimo durante cinco minutos y luego puedes incrementar el tiempo hasta lograr mantenerlos por 20 minutos.

Después de esto, debes escupirlo en el contenedor de basura, no tragues el aceite porque ingieres las toxinas de las que intentas deshacerte. No lo escupa en el lavabo o en el inodoro, ya que puede solidificarse y obstruir las tuberías. Luego, cepilla tus dientes con una pasta de dientes completamente libre de fluoruro y enjuaga tu boca. ¡Y tú estás listo! Realmente es así de fácil.

La extracción de aceite de coco puede realmente transformar tu salud, con la boca como hogar de millones de bacterias, hongos, virus y otras toxinas, el aceite actúa como limpiador y elimina las desagradables bacterias antes de que tengan la oportunidad de propagarse por todo el cuerpo. Esto libera el sistema inmunológico, reduce el estrés, reduce la inflamación interna y ayuda al bienestar en general (Colquhoun, 2014).

Protocolo de hoxsey

Los tratamientos disponibles en el Centro Biomédico de Tijuana Mexico, incluyen hierbas naturales, dietas especiales, vitaminas y minerales, asesoramiento sobre el estilo de vida, actitud positiva y tratamientos médicos convencionales cuando estén indicados. Los métodos de diagnóstico modernos incluyen análisis exhaustivos de laboratorio, radiografías, ecografías, tomografías computarizadas y otros, según sea necesario para tu caso.

Una vez que se haya hecho un diagnóstico preciso, los médicos delinearán un programa especial que trabaja para fortalecer el sistema inmunológico dañado. Al reequilibrar y normalizar tu metabolismo, los tratamientos en el Centro Biomédico le dan a tu cuerpo la oportunidad de curarse a sí mismo, a menudo sin recurrir a tratamientos debilitantes más tóxicos.

El Centro Biomédico me ofreció un tratamiento basado en el Método Hoxsey e incluyó algunos suplementos basados en hierbas para estimular mi sistema inmunológico. Como mencione anteriormente, el Método Hoxsey también indica una dieta muy específica porque algunos alimentos no deben comerse consumirse durante el tratamiento del cáncer.

El principal componente de este tratamiento era un tónico con la formula Hoxey, el cual se debía tomar en ayunas y antes de ir a la cama. Adicionalmente me recetaron unas ampolletas que se aplicaban debajo de la lengua para una absorción inmediata, estas eran específicamente para mejorar las defensas del cuerpo.

"Mi propia receta para la salud es menos papeleo y más
correr descalzo por el césped".
—*Leslie Grimutter*

Conexión con la tierra

Pisar la tierra (conexión a tierra) se refiere al cuerpo humano que está en contacto con la superficie de la tierra por exposición descalza al aire libre o mediante el uso de sistemas especiales de interior conectados a la tierra. Estudios previos han mostrado múltiples beneficios debido a dicho contacto. Estos incluyen mejor sueño, normalización de cortisol, reducción de la inflamación, dolor y estrés.

Para determinar si la conexión a tierra durante una hora mejora la circulación sanguínea facial, cuarenta voluntarios de mediana edad se dividieron en un grupo con conexión a tierra y un grupo con conexión falsa de acuerdo con un procedimiento doble ciego. La tierra posee una forma de energía natural beneficiosa fácilmente accesible que se ha demostrado que influye positivamente en la fisiología y la salud humana.

Los resultados de este innovador estudio demostraron, por primera vez, que incluso el contacto de una hora con la superficie de la tierra parece promover un aumento significativo en la sangre que baja de la cabeza hacia el torso, que puede mejorar la reparación, la salud del tejido de la piel, dar vitalidad, y optimizar la apariencia facial.

Las imágenes térmicas mostraron movimientos mejorados de los fluidos en el abdomen, así como una mejor circulación de la sangre en la cara y en todo el torso, que a su vez, puede traducirse en un mejor bienestar. Se necesita la realización de más estudios, utilizando grupos de comparación más grandes y un tiempo de seguimiento más prolongado para confirmar la influencia de la tierra como protector de la piel, de la salud y el bienestar en general (Acceso, 2015).

Desde los tiempos de nuestros abuelos y bisabuelos se ha dicho que pisar la tierra, arena, césped con pies descalzo tiene grandes beneficios para la salud, incluyendo mejorar la función del sistema inmunológico.

Suplementos

La definición médica de Merriam-Webster de un suplemento dietético es: "Un producto tomado por vía oral que contiene uno o más ingredientes (como vitaminas, minerales, hierbas o aminoácidos) que están destinados a complementar la dieta y no se consideran alimentos".

El Dr. Quillin, en su libro Beating Cancer with Nutrition (combatiendo el cáncer con la nutrición) afirma lo siguiente, "Los pacientes con cáncer probablemente necesiten más nutrientes de los que se pueden obtener incluso con una dieta saludable. Ningún suplemento es una bala mágica contra el cáncer. Si bien los productos nutricionales deben tomarse con orientación profesional, los beneficios de riesgo a relación con el beneficio favorecen el uso de suplementos para todos los pacientes con cáncer.

Los suplementos pueden estimular la función inmunológica, fomentar el "suicidio" (apoptosis) en las células cancerosas, mejorar la comunicación de célula a célula y reducir la toxicidad de la quimioterapia y la radiación en el paciente".

El continúa diciendo que ahora hay más de veinte mil referencias científicas que apoyan el uso de complementar una buena dieta con vitaminas, minerales, hierbas, ácidos grasos, glandulares, probióticos y extractos de alimentos.

Yo personalmente incluí varios suplementos en mi régimen, vitamina A, C, B, C, E, quercitina, beta 1,3 glucan, cúrcuma, CQ-10, probióticos, enzimas, zinc, selenio, astrágalo, vitamina D-3, vitamina C, B 12, B 6, etc.

Ten en cuenta

No decidas tomar suplementos dietéticos para tratar una condición de salud que tú mismo hayas diagnosticado sin consultar a un proveedor de atención médica. No tomes suplementos en lugar de, o en combinación con, medicamentos recetados sin la aprobación de tu proveedor de atención a la salud ya que algunos suplementos podrían estar contraindicados con algunas medicinas.

También consulta con tu médico sobre los suplementos que tomas si estás programado para someterse a algún tipo de procedimiento quirúrgico. El término "natural" no siempre significa seguro.

La seguridad de un suplemento depende de muchas cosas, como tu composición química, cómo funciona en el cuerpo, cómo se prepara y la dosis utilizada. Ciertas hierbas (por ejemplo, consuelda y kava) pueden dañar el hígado (Salud, 2011).

Puedo seguir y seguir con mi relato acerca de cómo puedes vencer el cáncer y también como tener el cáncer bajo control sin quimioterapia, pero quise darte información específica y simple, es tu responsabilidad continuar tu aprendizaje para una mejor salud y calidad de vida.

Todo lo que estoy escribiendo aquí funcionó para mí, y no experimenté ningún inconveniente o efecto secundario con los métodos naturales y alternos, pero como con cualquier otra enfermedad, no hay una solución única para todos. Más bien, es una combinación de diferentes enfoques que debes utilizar para ayudar a tu cuerpo y mente a estar en balance.

Amatista, ¿Qué es?

También uso la almohadilla/cama de amatista; La amatista es una forma popular y relativamente rara de cuarzo. Los cristales también se han utilizado para mejorar una variedad de afecciones de salud, los beneficios van desde ayudar con la adicción al alcohol, los trastornos del sueño hasta el alivio del dolor, la pérdida de peso, etc. El proceso de curación es a través de la producción de un campo magnético natural mediante interacciones con este campo magnético y el propio campo magnético del cuerpo humano. Además, la piedra absorbe y refleja la radiación infrarroja lejana, que se sabe tiene una serie de beneficios para la salud.

Algunos de los beneficios incluyen:

1. Regenerar las células
2. Apoyo para dormir
3. Mejor circulación de sangre
4. Antioxidante
5. Peleas contra las bacterias

Otro de los beneficios de la almohadilla de amatista es el aumento de los niveles de energía en el cuerpo, que a su vez podría promover el crecimiento de células sanas.

El apoyo del sueño es el otro beneficio atribuido al uso de la almohadilla de amatista, los experimentos que han determinado que ayuda a modular los patrones de sueño; esto se atribuye al bajo nivel de calor emitido por los cristales de amatista.

Otro gran beneficio de la cama amatista es la ayuda en la circulación sanguínea, particularmente en la microcirculación, para este aspecto en particular, el principal beneficio proviene de la radiación en sí, no necesariamente del calor.

El antioxidante es una parte crucial que previene la degeneración de las células del cuerpo humano; La radiación de infrarrojo lejano se acredita por respaldar el proceso antioxidante.

Existe una serie de beneficios adicionales atribuidos a los cristales de amatista; sin embargo, estos son los más relevantes para el proceso de curación; también se acredita a las amatistas por ayudar a la pérdida de peso, y la regeneración de la piel así como el retraso del proceso de envejecimiento.

Yo en lo personal encuentro esta cama/almohadilla de mucho beneficio, aparte de los proceso internos que regula al cual se le acreditan múltiples beneficios, los cambios evidentes para mi fueron regular los patrones del sueño, a recuperarme más rápido de la cirugía así como a aminorar las enfermedades infecciosas. Puedes encontrar más información sobre este método en su sitio web.

Cómo usar la cama amatista

Debes seguir las instrucciones del fabricante. En mi experiencia personal, lo utilicé un promedio de tres veces por semana durante un período de 20 a 30 minutos a una temperatura media, y el uso podría variar según las circunstancias individuales, como siempre consulta con el profesional de la salud.

Reflexología

Este fue uno de los últimos enfoques que utilicé. La reflexología es un método antiguo de la medicina. La reflexología, también conocida como terapia de zona, es una medicina alternativa que consiste en la aplicación de presión en los pies y las manos con técnicas específicas del pulgar, el dedo y la mano sin el uso de aceite o loción. El arte de la reflexología promueve un estado de bienestar y es una modalidad de curación que se ha practicado durante dos mil años.

Los beneficios de la reflexología varían desde aliviar el dolor de espalda, ayudar con la pérdida de peso, migrañas, mejora de la circulación y la fibromialgia, dolor crónico generalizado y sensibilidad en el cuerpo.

Estoy en constantemente busca de métodos o enfoques que le den a mi cuerpo lo que necesita, y encontré que la reflexología es muy efectiva para ayudar a que mi cuerpo se relaje.

Vi una rápida mejoría en mi circulación, e incluso mi sistema digestivo mejoró. No hay una cantidad específica de tiempo o frecuencia para atender a sesiones de reflexología todo depende de cuantas sean necesarias para cada persona en particular.

Mi recomendación es encontrar un reflexólogo certificado con al menos un año de experiencia y, a tu discreción, se puede calendarizar sesiones de forma semanal o mensual. Yo comencé con sesiones semanales por un período de dos meses y luego cada dos semanas, luego una vez al mes.

Si tus recursos son limitados o la reflexología no está en tu alcance, también puedes aprender algunos conceptos básicos acerca de la reflexología y probarlo tú mismo, o puedes asociarte con un miembro de la familia o un amigo y ayudarse mutuamente.

Creo que este es el capítulo más objetivo del libro. He incluido aquí una recopilación de todas las estrategias que he usado en mi experiencia para recuperar el bienestar después de pasar por el cáncer y recuperarme de los efectos secundarios de la cirugía y la radiación.

He podido mantenerme sin cáncer sin la necesidad de quimioterapia. Puedes comenzar a implementar la mayoría de las estrategias que he utilizado porque te ayudarán enormemente, independientemente de tu estado de salud actual. Si tu estado de salud es bueno, te ayudará a mantenerlo. Si tu estado de salud no es tan bueno, te ayudará a mejorarlo.

Haz un compromiso hoy para actuar. Si eres como yo, donde el cambio encuentra algo de resistencia, sigue adelante y comienza lento. Es mejor tomar pasos pequeños y no estancarse, no renuncies, si en algún momento flaqueas, empieza de nuevo, créeme tu cuerpo te lo agradecerá finalmente es el que te acompañara por toda tu vida.

En resumen

Es importante entender y aplicar los principios básicos para mejorar tu salud y bienestar en general, bebe suficiente agua y elimina las bebidas azucaradas. Hacer ejercicio moderado tiene múltiple beneficios, puedes comenzar con despacio caminando por lo menos 20-30 minutos diarios tres veces a las semana.

El Dr. Quillin, en su libro Beating Cancer with Nutrition (combatiendo el cáncer con la nutrición) afirma lo siguiente, "Los pacientes con cáncer probablemente necesiten más nutrientes de los que se pueden obtener incluso con una dieta saludable. Ningún suplemento es una bala mágica contra el cáncer. Si bien los productos nutricionales deben tomarse con orientación profesional, los beneficios de riesgo a relación con el beneficio favorecen el uso de suplementos para todos los pacientes con cáncer.

Mantenerte en movimiento también te ayudara a respirar mejor ya que cuando tu ritmo cardiaco se acelera tiendes a respirar más profundo, ojo debes ser intencional con la respiración profunda porque respira apresurado no es lo mismo que respirar profundo.

El uso del aceite de coco te ayudara en un sinfín de manera, puedes utilizarlo como enjuague bucal para ayudar a tu boca a eliminar bacterias que pudieran causarte algunos problemas de salud, el aceite de coco también es un excelente remover el maquillaje.

El cepillado seco de la piel puede proporcionar numerosos beneficios, como mejorar la circulación, el drenaje linfático, como estimulación hormonal y reafirmación de la piel.

CAPITULO NUEVE
MIS RECOMENDACIONES PERSONALES

"Cuida cuidadosamente tus pensamientos, porque se convierten en tus palabras. Administra y observa tus palabras, ya que se convertirán en tus acciones. Considera y juzga tus acciones, porque se han convertido en tus hábitos. Reconoce y cuida tus hábitos, porque se convertirán en tus valores. Comprende y acepta tus valores, porque se convierten en tu destino".
—Mahatma Gandhi

No podría haber seleccionado una mejor cita que esta por su cuidadosa descripción sobre cómo tomar el control de tu vida. Si no lo haces, alguien más lo hará por ti. Nuestros pensamientos influyen en nuestras palabras. Lo que ocurre en nuestro cerebro es de lo que hablamos. Si articulamos nuestros pensamientos, entonces lo más probable es que los creamos. Es por eso que es muy importante observar tus pensamientos a medida que se arraigan en tu subconsciente porque terminas por creerlos, asegúrate que esos pensamientos sean positivos para que te beneficies de ellos.

Esto significa que podrías influir en tu pensamiento y en consecuencia en tus palabras. Las palabras en esta cita están muy bien escogidas y con una fluidez extraordinaria, están muy claras para ayudarte a comprender que tu destino está en tus manos, tu bienestar está en tus manos, tu felicidad está en tus manos y no en las de los demás a menos que tú lo permitas.

Mis recomendaciones son directas. Primero, asegúrese de estar bajo el cuidado de un profesional de la salud con licencia. Este debe ser de preferencia un profesional de la salud que cree genuinamente en el poder curativo del cuerpo humano. Podría llevarte un poco más de tiempo encontrar uno, pero hay muchos de ellos.

Aunque el internet proporciona mucha información sobre los profesionales de la salud, asegúrate de consultar únicamente los sitios de confianza. Escuchando testimonios de personas que han vivido la experiencia y han resultado triunfantes es una de las mejores maneras de encontrarlos, porque están avalados por personas como tú y como yo que pueden atestiguar sobre su eficacia. Busca buenas recomendaciones, pero asegúrate de hacer tu tarea e investigar bien antes de poner tu salud en sus manos. En última instancia, es tu responsabilidad saber a quién estás confiando tu bienestar.

Por lo general, solo se necesita una visita para saber si tu médico se preocupa por tu salud, como dicen para muestra un botón. Puedes saberlo por la cantidad de tiempo que él o ella pasa contigo analizando tu cuadro clínico, informándose genuinamente sobre las variables que lo causan, y la cantidad y calidad de las preguntas que hacen relacionadas a tu condición de salud, como por ejemplo ¿cuánto tiempo tienes con los síntomas?, si existen, ¿qué has hecho acerca de esto anteriormente?, ¿qué medicamentos has tomado o estas tomando? Resultados previos sobre exámenes y más.

El medico deberá discutir contigo el proceso de diagnóstico, opciones de tratamiento, porcentaje de éxito, efectos secundarios, si te han diagnosticado con cáncer tú tienes el derecho de saber qué tipo de cáncer tienes, si es de rápido o lento crecimiento, cuál es su origen primario, cuál es su etapa, etc. Etc. No vayas a tus citas médicas a ciegas, es tu derecho saber todos los detalles de tu diagnóstico, tratamiento y es la obligación del médico explicártelo, si él no lo hace tú debes hacer estas preguntas.

Ve a tus citas bien preparada (o). Escribe las preguntas que necesitas hacer a tu médico y escribe las respuestas que él te dé. Escucha las recomendaciones y opiniones de otros pacientes. Esta es una información muy valiosa a considerar para seleccionar un BUEN médico.

Si tienes dudas, vete y busca otro médico. A la larga, ahorrarás más tiempo al comenzar de nuevo porque encontrar un buen médico te dará tranquilidad al saber que tu salud está en buenas manos.

Tomar conciencia de cómo el cáncer comienza y se reproduce en el cuerpo humano es muy importante. El cáncer no es una enfermedad aislada. Como explique en capítulos anteriores; Millones de células circulan en tu cuerpo cada segundo y para que se desarrolle el cáncer tiene que pasar un proceso, primero las células sanas se vuelven anormales al no morir cuando su ciclo de vida termina, dichas células se multiplican rápidamente hasta formar tumores en el caso de los canceres tumorales.

Sin embargo, la mayoría de los cánceres solo se diagnostican entre tres y seis años después de que inician dependiendo del tipo de cáncer y el área donde se encuentra; este dato puede variar de individuo a individuo. No tienes que apresurarte para el tratamiento estándar contra el cáncer. Puedes usar un tiempo razonable para informarte sobre tu tipo de cáncer, etapa de desarrollo en la que se encuentra, tasa de supervivencia, opciones de tratamiento y porcentaje de éxito. Edúcate sobre otras opciones de medicina alternativa, holísticas y de tratamiento natural si es posible; Si estas en duda utiliza las dos, el método convencional y la medicina alternativa, esto no es lo que yo haría, pero entiendo que muchas personas no se atreven a cuestionar las recomendaciones del médico.

Toma decisiones educadas y no permitas que otros te apresuren a seguir de un régimen de tratamiento con el que no te sientas cómodo. Tomar conciencia, educarse y tomar acción, son la clave para una vida mejor.

Yo aprendí muchas lecciones durante mi jornada con el cáncer de la manera más difícil. Desearía haber sabido lo que sé hoy, entonces no habría tenido que pasar por todas esas luchas. Ahora estoy convencida de que no habría aceptado la radiación y probablemente no me habría sometido a una cirugía.

Tener que pasar por esas dificultades me hizo darme cuenta de lo importante que es cuestionar las órdenes de los médicos. Debes poner todos los hechos en perspectiva y equilibrar las ventajas y desventajas del tratamiento ofrecido. Incluso un simple medicamento de venta libre puede causar daños si se toma durante largos períodos de tiempo.

Desafortunadamente, la mayoría de nosotros hacemos lo que hacemos basado en nuestros conocimientos actuales, experiencias y recursos disponibles pero ahora estas mejor equipado, no te conviertas en una víctima más.

Afortunadamente, estamos viviendo en una era de rápido crecimiento, tecnológicamente hablando. Todo lo que necesitas hacer es ingresar en el internet y se vierte la información. Solo asegúrate de que la información sea confiable y verídica.

Saber todo esto le habría evitado a mi familia y a mí tanto dolor emocional y angustia. Una vez que decides sobre un tratamiento como la radiación, la cirugía y la quimioterapia, esas decisiones cambian tu vida y, desafortuna- damente, la mayoría de las veces, son decisiones que cambian la vida negativamente.

Por ejemplo, si me hubiera educado mejor sobre los riesgos del tratamiento contra el cáncer, podría no haber perdido un riñón porque hubiera sido más consciente de lo que mi cuerpo me estaba diciendo, podría tomar medidas a tiempo cuando mi riñón estaba en condición de ser recatado.

Si me hubiese tomado el tiempo para informarme sobre el cáncer y sus causas, así como sobre todas las opciones disponibles, habría utilizado diferentes enfoques que no causan daño. Yo tampoco habría pasado por el estrés y la lucha de tener una ileostomía.

Ten en cuenta que no te estoy diciendo qué hacer. Todo lo que recomiendo es que te eduques utilizando los recursos disponibles y, si es necesario, que alguien te ayude.

Si estás leyendo este libro y tienes un amigo o familiar que padece una enfermedad crónica, como el cáncer, tienes que comprender que es muy importante que el paciente tenga una persona de confianza para que lo guíe, para ayudarlo a encontrar formas alternativas, menos agresivas, y más eficientes para tratar su condición médica, el paciente de cáncer necesita un aliado.

Es comprensible que a menudo es difícil para los familiares y otros seres queridos apoyar al paciente directamente porque también ellos están experimentando emociones complejas. Podrían creer que si no sigues el protocolo de tratamiento estándar podrías morir.

No quiero culpar a todos los médicos ni a todos los oncólogos porque estoy segura de que hay muchos de ellos muy bien intencionados y excelentes para tratar el cáncer de una manera más individualizada, otros no saben nada mejor que seguir el tratamiento estándar; simplemente hacen lo que les enseñaron en la escuela de medicina.

Hay médicos que saben más y son lo suficientemente valientes como para retar al sistema y hacer honor al compromiso que obtuvieron al graduarse en esa carrera tan importante. Consecuentemente, estos médicos sí consideran tratamientos alternativos naturales o una combinación de métodos tradicionales y alternativos, así que trata de encontrarlos porque podrían hacer la diferencia entre el éxito o el fracaso del tratamiento.

Como puedes darte cuenta utilice una gran variedad de métodos; ¿cuál fue el decisivo? Es difícil de saber porque cada uno tenía una función importante. Al final actuaron de una manera sinérgica para un resultado exitoso.

En última instancia, es tu decisión, pero te puedo decir que soy una prueba viviente de lo que es pasar por el proceso del tratamiento del cáncer incluyendo el aspecto emocional.

Me siento afortunada por haber vencido el cáncer y seguir viviendo una vida maravillosa, llena de esperanza y oportunidades. Mi deseo sincero es que este libro ayude a muchas personas que están pasando por una experiencia similar y no saben qué hacer ni a dónde ir.

Concluiré esta sección con esta cita:

> *"Si no estás mejorando la vida de otra persona, estás perdiendo el tiempo. Tu vida mejorará al mejorar las vidas de otras personas".*
> —Will Smith

BIBLIOGRAFÍA

Beating Cancer with Nutrition, (venciendo el cáncer con nutrición) Dr. Patrick Quillin (2005)

Bueno a Excelente - Good to Great, Jim Collins (2001).

Bernestein L. (2014). "Mama tenia la razón" 2018, de Washington Post Sitio web: https://www.washingtonpost.com/news/to-your-health/wp/2014/04/01/mom-was-right-eat-muchis-it-have-it-incluso-mejor-para-you-than-fruit/?noredirect=on&utmterm=.be6fa939e250

"Lo básico de la actividad física" de Centros para el Control y Prevención de Enfermedades recuperado el 13 de Febrero del 2018 de https://www.cdc.gov/physicalactivity/basics/index.htm

"¿Qué es el cáncer?" de Instituto Nacional del Cancer recuperado el 2018 en https://www.cancer.nsw.gov.au/understanding-cancer/what-is-cancer

"¿Que es el BPA?" 2016, de Clinica Mayo recuperado el 2018 en: https://www.mayoclinic.org/healthy-lifestyle/nutrition-and-healthy-eating/basics/nutrition-basics/hlv-20049477

Cologuard. (2017). *"Conoce a Cologuard"* de la Corporación de Ciencias Exactas recuperado el 2018 en https://cologuardtest.com/meet-cologuard

Colquhoun James. (2014). "Los 7 beneficios para la salud de la extracción de coco", de Food Matters recuperado el 2018 en https://www.foodmatters.com/article/the-7-health-benefits-of-oil-pulling

"Como crece el cáncer" de Centro de Investigación del Cancer UK. recuperado el 2018 en https://www.cancerresearchuk.org/about-cancer/what-is-cancer/how-cancers-grow

"Epigenética del Cáncer" de Winship Cancer Institute recuperado el 2018 en https://www.cancerquest.org/cancer-biology/cancer-epigenetics

"Estadística del cáncer" de Instituto Nacional del Cancer recuperado el 2018 en https://www.cancer.gov/about-cancer/comprensión/estadísticas

Gunnars Kriss. (2018). *"20 deliciosos alimentos ricos en proteínas"*, de Health Line recuperado el 2018 en https://www.healthline.com/nutrition/20-delicious-high-protein-foods

"La ciencia detrás de los 7 beneficios principales del rebote. "de Tutor del Cancer recuperado el 2017 de https://www.cancertutor.com/rebounding/

Liu K. (2013). *"Continuar para luchar".* de Fundacion Richard Nixon recuperado el 2018 en https://www.nixonfoundation.org/2013/07/continue-to-fight-nixons-war-on-cancer/

de Los Siete Hábitos de las Personas Altamente Efectivas, Stephen Covey, (2012)

"Reforzar el conocimiento y la comprensión de los suplementos dietéticos". de Institutos Nacionales de Salud recuperado el 2018 en https://ods.od.nih.gov/HealthInformation/DS_WhatYouNeedToKnow.aspx

"¿Qué es la medicina holística?" de WebMD recuperado el 2018 de https://www.webmd.com/balance/guide/what-is-holistic-medicine #1

"¿Qué es la medicina integrativa?" de WebMD recuperado el 2018 de https://www.webmd.com/cancer/holistic-treatment-17/integrative-medicine

Rudrappa, U. (2018) *"El blog de información nutricional"* de Nutrición y tú recuperado el 2018 de https://www.nutrition-and-you.com/

"Suplemento dietético" de Merriam Webster recuperado el 2018 de https://www.merriam-webster.com/dictionary/dietary%20supplement

"Tasas de supervivencia del cáncer de estómago" de la Sociedad Americana del Cáncer recuperado el 2017 de https://www.cancer.org/cancer/stomach-cancer/detection-diagnosis- staging / survival-r rates.html

Los 9 Pasos para Alejar al Médico, Dr. Rashid A. Buttar, (2010)

Wells Katie. (2018). *"Beneficios del rebote para la salud"*. de Wellness Mama recuperado el 2018 en https://wellnessmama.com/13915/

Weil Andrew *"Budwig cura para el cáncer"* de Weil/Weil Andrew MD recuperado el 2017 de https://www.drweil.com/health-wellness/body-mind-spirit/cancer/budwig-cure-for-cancer/

https://www.cancer.gov/espanol/publicaciones/diccionario/def/cancer

http://www.hoxseybiomedical.com

https://go2.thetruthaboutcancer.com/agq/hac-newsletter

http://issels.com/publication-library/information-on-detoxification/

https://www.cancer.org/es/tratamiento/tratamientos-y-efectos-secundarios/efectos-secundarios-fisicos/ostomias/ileostomia/que-es-una-ileostomia.htm

SOBRE LA AUTORA

Yo nací y crecí en una comunidad rural en Mexicali Baja California, México. Soy una madre orgullosa de tres maravillosos hijos. Después de que nacieran mis hijos y de una larga trayectoria de trabajo en los campos y en las empresas empacadoras de productos del campo, decidí volver a la escuela.

Obtuve una Licenciatura en Desarrollo Infantil y una Maestría en Desarrollo Humano, con especialización en Educación. He trabajado para los programas de (Head Start) durante más de veinte años en diferentes capacidades, incluidos padre voluntario, maestra, directora de sitio y coordinadora del programa. (Head Start) es una de mis pasiones y servir a niños y sus familias han sido experiencias muy satisfactorias y de gran crecimiento para mí.

En 2013 me diagnosticaron cáncer de colon en etapa III, y fue un evento que me cambió la vida. He realizado una extensa investigación sobre la salud y el bienestar en general, con particular énfasis en el área del cáncer; gracias a esto pude superar el cáncer y recuperar la salud sin quimioterapia.

Aprender por experiencia me ha dado la confianza para entender y aplicar tácticas específicas para descubrir los poderes curativos del cuerpo cuando se le proporciona los elementos necesarios para el bienestar general.

Estoy decidida a pasar el resto de mi vida ayudando a los demás a crear conciencia, a educarse sobre este tema tan importante de la salud, la importancia de mantener tu cuerpo en balance y armonía, y a que sepan que el cáncer no tiene que ser una sentencia de muerte, así como animarlos a que tomen acción hacia un estilo de vida que favorezca la salud y el bienestar en general. Es mi humilde deseo que este libro te dé la oportunidad de aprender y el impulso para continuar la búsqueda hacia el bienestar en general.

www.ingramcontent.com/pod-product-compliance
Lightning Source LLC
Chambersburg PA
CBHW050121280326
41933CB00010B/1191